ナニコレ？

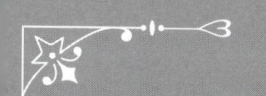

痛み × 構造構成主義
Pain　　Structural Constructivism

痛みの原理と治療を哲学の力で解き明かす

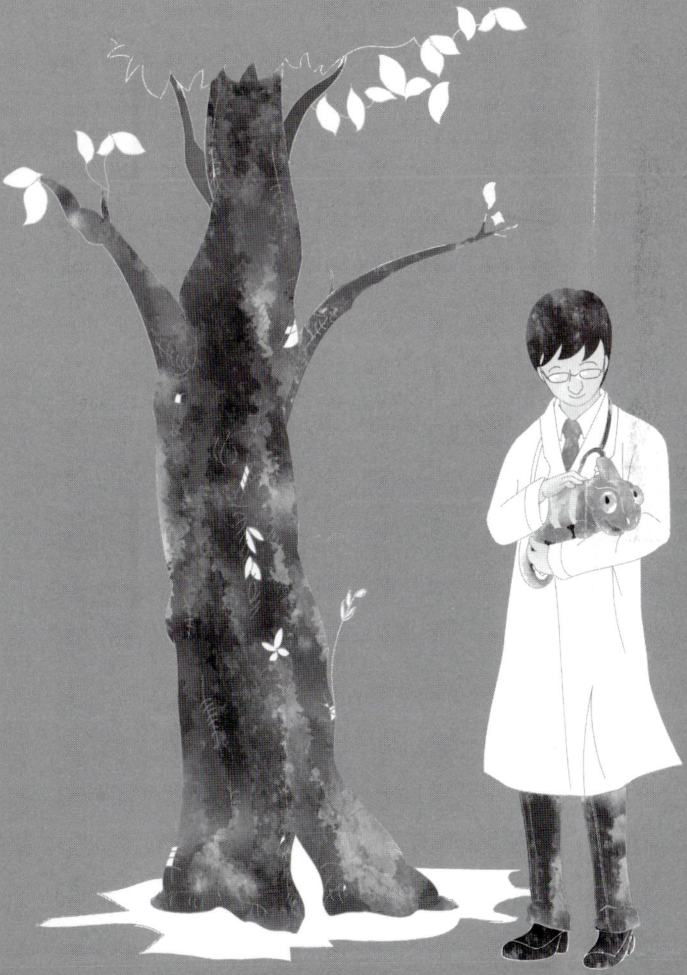

著
阿部 泰之
Abe Yasushi

南江堂

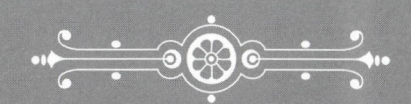

はじめに（序章）

　ライオンキングをご存知ですか．いわずと知れたディズニーのアニメーション映画です．その後，文楽や歌舞伎，影絵などの手法を取り入れたミュージカルとして再編され，ブロードウェイをはじめ世界中で愛される大ヒット作品となっています．日本でも劇団四季がミュージカル・ライオンキングを上演し続けており，2015 年 7 月に前人未到の日本公演 10,000 回を達成しました．私も子どもにせがまれてミュージカルを観に行きましたし，自宅でも DVD を何回も見る羽目になっています．

　本書を書き出してから，ライオンキングのある場面がどうにも気になり出しました．物語の中盤，主人公のシンバ（ライオン），友達のティモン（ミーアキャット），プンバァ（イボイノシシ）の 3 人が仲よく夜空を見上げるシーンです．

　　プンバァ　「あのキラキラ光ってるのはなんだろうな　考えたことあるか」
　　ティモン　「まったく　考えるまでもなく知ってるよ
　　　　　　　ホタルさ　ホタルが山ほど飛んできて　あの黒いところに捕まっちまったってわけだ」
　　プンバァ　「ほお　オレはまたてっきり何十億キロも遠いところでさ　ガスのかたまりが燃えているのかと思ってたよ」
　　ティモン　「お前　ガスのことしか頭にねえのかよ」
　　プンバァ　「シンバ　お前はどうだ？」
　　シンバ　　「さあ　知らないよ」
　　ティモン　「つきあい悪いぞ　いいから言ってみな
　　　　　　　早く言えよ」
　　シンバ　　「誰かがこんなことを言ってたな　死んでいった王さま達が　おれ達を見守っている……」
　　プンバァ　「ほんとに？」
　　ティモン　「死んだ連中がピカピカ光って見守ってるって!?
　　　　　　　　プー　ウハハハハハ
　　　　　　　　アー　ハハハハハ　世界一のほら吹き野郎だ」
　　シンバ　　「ハハハ　バカだよな……」

はじめに（序章）

　この3人の"星"についての見解の違いは，大きな世界観の違いを見事に表しています．プンバァの言っているのは，まさに科学の視点で見た星の解釈です．現代人の多く，もしくは本書を読んでいる人のほとんどは，星とは何か？と聞かれれば，おおむねプンバァと同じような答え方をするでしょう．本文でも繰り返し出てきますが，近現代の人達が自然と身につけているものの見方という意味で，これを「自然的態度」（☞p31 参照）といいます．科学的な解釈方法・態度の一番の欠点は，物事の意味や価値を説明できないことです．科学は why には答えられません．ただ how を説明するのみです．

　ティモンの解釈は宗教や神話に近いものです．「ホタルが飛んで行って捕まってしまった」多くの宗教・神話には，このようなストーリーがたくさん用意されています．批判を恐れずに言い切ってしまえば，宗教・神話が共通して持っている基本的機能は，世界や物事をあるひとつの物語として説明することです．そうして，出来事の意味（大災害が起きたのは，神が世界を創り変えようとしているためである，とか），ルールや規範・道徳（因幡の白ウサギはワニ（鮫）をだますようなことをしたからひどい目にあった，だから人を騙すのはよくない，とか）を説明し共有しようとするのです．ティモンが言ったホタルの件にも，ひょっとすると，どれだけ魅力的なものであっても，皆で一斉に飛びつくとロクなことはない，というような道徳的な話が続いていたのかもしれません．

　では，シンバの言っていた"星"はどのような世界観に基づいているのでしょうか．それを説明するには，シンバの置かれていた状況を思い出す必要があります（ライオンキングをよく知る人には不要でしょうが）．シンバは父親のムファサに続いて，次の王になるべきライオンでした．しかし，シンバが王になることを羨む叔父のスカーの策略にはまり，父親殺しの責任を負わされて王国から追放されてしまいます．父親が死んだのは自分のせいだと考えているシンバにとって，父親，そして王という存在を考えることは，大きな葛藤を伴うことであり，特別な意味を持っています．つまり，シンバが「王」という言葉を使うとき，そこには他の人が「王」というときとはまったく違う個別的な意味や価値を含んでいるのです．このように現実とは，そこに生きる人々が意味づけをすることにより構成されていくものだという考え方は，（社会）構築主義的な世界観と言えます．

　まさに「三者三様」の世界観でしたね．では，本書で大事にしたい世界観は，はたして3つのうちのどれでしょう？

———答えは"ぜんぶ"．ずいぶんと都合がいいように感じられるかもしれませんが，"ぜんぶ"大事にしたいと思っています．

　本書のテーマは痛みです．痛みはありふれたものです．痛みを経験しない人はいません．それゆえに実に悩ましいものでもあります．我々は一生のなかで幾度となく痛みを味わって苦痛を感じ，そして戸惑い，また痛みを訴える他者をなんとかしてあげたいと共感しながら，多くは徒労に終わっています．そして，私は痛みを診る医者です．臨床において痛みで苦しむ患者さんの治療やケアにあたってきました．一所懸命診ますが，なかなかよくならない痛みがたくさんあります．ときには，（よくしてあげられなかったゆえ）去っていく患者さんもいます．

　それでも，どうしたらよいのだろう，そもそも痛みってなんだろう，そうやって考えに考えていくなかで，タイトルにある「構造構成主義」という哲学にたどりつきました．この哲学を使えば，先ほどの"ぜんぶ"の世界観を包括し，調停することが可能だ，という考えに達しました．それで，本書を書くことにしました．

　哲学の話が出てきますので，"難しい"と感じる方も多いかもしれません．ただ，「痛み」という壮大かつ複雑怪奇な現象を解きほぐし，その治療にあたる我々の立ち位置を根本から考え直すには，これだけの量の論述が必要でした．「気軽に楽しんで読んでください！」とは言いません．人によっては，文章を行きつ戻りつ，"格闘"しながら読むことになるかもしれません．それでも，いや，それゆえ，読み終えた際には，皆さんのなかで，「痛み」というものの理解に革新的な変化が起こると思います．そして，それは皆さんが治療しケアする患者さんにも確実にフィードバックされることでしょう．

　さて，プンバァ，ティモン，シンバ，彼らの世界観はすべて大切にしたいと思います．でも，やはり主人公であるシンバに肩入れしたくなるのが，人の情ってものです．その後，シンバは自分のなかの葛藤にきちんと向かい合い，それを克服し，王国を取り戻します．私たちも痛みという大いなる葛藤と，今一度向かい合わなければならないのでしょう．そして，痛みで苦しむ人がいない，それは夢のようなことですが，そういう"王国"を目指したいものだ，と思います．

　さあ，序章はこれくらいにして，そろそろ"格闘"を始めましょう!!

本書の構成

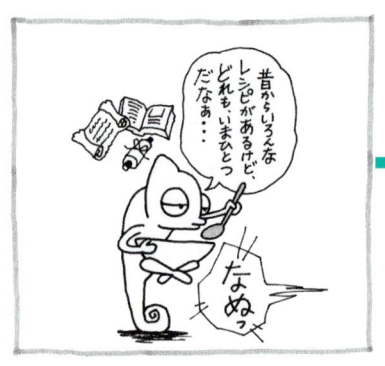

→ 1章「痛みをめぐる様々な問題」

2章「構造化に至る軌跡の提示としての自己開示：志向相関的自己開示」
3章「構造構成主義とは何か」

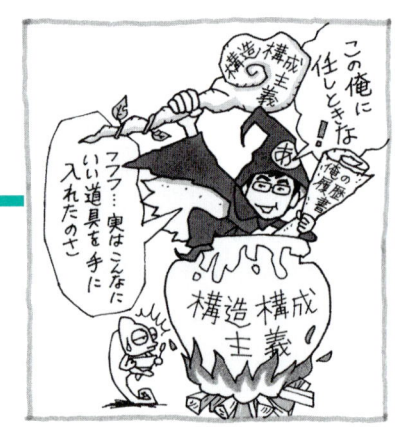

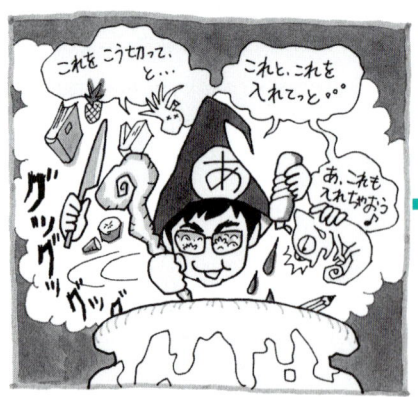

4章「構造構成的痛み論」
5章「痛みという構造理解のための切り口（志向性）」

6章「治療論に入る前に—「他者承認の原理」を知る」
7章「原理を実践に活かす—構造構成的慢性痛症治療」

本書の読み方

　本書は，痛みの真の理解を目指して，原理的な再考を行い，まったく新しい痛み理論を提示し，その理論をもとに，痛み，特に慢性痛の具体的治療論への展開を目指すものです．以下の7章で構成されています．
　1章は過去の思想家が痛みについてどう考えていたか，また，現代において痛みはどう捉えられているか，そして本論を展開するのに，なぜ哲学が必要なのか書いています．
　2章では，この本を書いている著者の関心や考え方の癖を知ってもらい，本論の妥当性を判断してもらうという趣旨で，著者の自己開示を行っています．
　3章では，タイトルにもある「構造構成主義」について紹介しています．なるべくわかりやすい形での提示を心がけました．
　4章が，本書の目的である，まったく新しい痛み理論である「構造構成的痛み論」を展開している章になります．
　5章では，様々な分野において，痛みがどのように説明されているかを紹介しています．
　6章と7章は，「構造構成的痛み論」を，治療実践につなげる章です．6章では，治療にあたる医療者の態度・姿勢の在り方を原理から提案しています．7章で，「構造構成的慢性痛症治療」を提示し，最後に具体的な症例提示を行っています．

　章の順番は著者の意図しているものであるので，できれば1章から順にお読みください．
　1章の前半部分や3章は哲学の話ですので，なかには難しいと感じる人もいるかもしれません．その場合には，さしあたり，そこを飛ばして読んでも話は成り立つと思います．しかし，本書は，痛み×哲学というコンセプトの本であるわけですから，最終的には哲学部分も読んでほしいと思います．
　痛みの臨床におられる医療者は，2章，次いで5章を読み，4章，6・7章の順番で読む方法もあります．この場合も，後からでも，3章の構造構成主義の部分を読まないことには，本当の理解にはつながりませんので，チャレンジしてみてください．
　コラム的な内容，用語解説も，あえて本文の間に含めています．読み飛ばして

も支障はありませんが，そのまま本文の一部としても読むことが可能なようになっています．

　多くの人が，文章を行きつ戻りつし，または全体を何回か読み返すことになるかもしれません．1回でさらっと読めてしまう本にはなっていないと思います．しかし，それゆえ，読破されたあとには，痛みについて真の理解が得られる本になっていると確信しています．じっくりと，時間をかけて，お読みいただければと思います．

目　次

はじめに（序章） --- iii
本書の構成 -- vi
本書の読み方 --- vii

1章　痛みをめぐる様々な問題 ------------------------------------- 1
▶ 痛みとは何か --- 1
　○ 痛みとルネ・デカルト ---------------------------------- 1
　○ 痛みとルードヴィヒ・ウィトゲンシュタイン ---------------- 3
▶ 現代において痛みとは何か --------------------------------- 5
　○ 人が医療を求める一番の理由は"痛み" --------------------- 5
　○ 生物学的な視点から離れてみる --------------------------- 6
　○ 現代医療では痛みは二の次？ ----------------------------- 7
　○ 患者の期待を裏切る現代医療の枠組み ---------------------- 8
　○ 困らない痛みと困る痛みがある --------------------------- 8
▶ いったい何が問題なのか ----------------------------------- 10
　○ 痛みは科学的視点だけではよくできない -------------------- 10
　○ 人間はいつから痛みを「科学的」に捉え始めたのか〜デカルトから読み解く --- 10
　○ 「科学的」な視点で扱えるのは機械論的身体のみである -------- 12
　○ 痛みとは何か，それを"どう"考えたらよいか --------------- 14
▶ どうして哲学なのか --------------------------------------- 14

2章　構造化に至る軌跡の提示としての自己開示：志向相関的自己開示 --- 17
▶ 自己開示をすることの重要性 ------------------------------- 17
▶ 構造化に至る軌跡とは ------------------------------------- 18
　○ 人間の意味や価値を研究する場合には条件開示が重要になる --- 18

目 次

- 　　○志向相関的自己開示 ----------------------------------- 19
- ▶ 志向相関的自己開示—痛みの理解と対応の遍歴 ------------- 21

3章　構造構成主義とは何か ------------------------------- 29
- ▶ 構造構成主義とは何か --------------------------------- 29
  - ○量的研究と質的研究の対立 ----------------------------- 30
  - ○量的研究の背景は（論理）実証主義 ---------------------- 30
  - ○質的研究の背景は（社会）構築主義 ---------------------- 31
  - ○構造構成主義は違う世界観，世界認識を持つもの同士がわかり合う
    ための理論 -- 33
  - ○構造構成主義は多元論 -------------------------------- 33
- ▶ 原理とは -- 35
- ▶ 構造構成主義の中核原理を理解しよう --------------------- 35
  - ○中核原理を理解する：①現象〜立ち現れたすべてのもの ------- 36
  - ○中核原理を理解する：②志向相関性〜受け取り方が変わると世界が
    変わる -- 39
  - ○中核原理を理解する：③契機（相関性）〜志向が生まれ，変わる「きっ
    かけ」 -- 43
  - ○中核原理を理解する：④構造〜契機志向相関的に構成され続ける
    もの -- 45
- ▶ その他の原理 -- 48
- ▶ ⑤戦略的ニヒリズム〜あえてニヒルからスタートする --------- 48
  - ○そもそもニヒリズムとは ------------------------------- 48
  - ○あえてニヒルから始める ------------------------------- 50
  - ○構造構成主義における戦略的ニヒリズム ------------------ 50
- ▶ ⑥方法の原理〜方法のよさは状況と目的によって決まる ------- 51
- ▶ ⑦問い方のマジック〜どちらが正しいかという問いにはリスクがある -- 53

4章　構造構成的痛み論 --------------------------------- 57
- ▶ 国際疼痛学会「痛みの定義」にみる限界 ------------------- 57
  - ○画期的な痛みの定義—国際疼痛学会 --------------------- 57

- ○ 国際疼痛学会が痛みに対する（論理）実証主義的視点を強めた？ ---58
- ○ スローガンだけでは現場は変わらない -------------------59
- ▶ 新しい痛みの定義とその意義 ----------------------------60
  - ○ 痛みとして立ち現れたすべては痛みである ---------------60
  - ○ 痛みとは構造である -----------------------------------60
- ▶ 理論の賞味期限？〜賞味期限の長い理論をベースに，賞味期限の短い理論を使い分ける --------------------------------62
- ▶ 慢性的に続く痛み≠慢性痛症 ------------------------------65

5章　痛みという構造理解のための切り口（志向性） ------------67
- ▶ ここでいう"切り口"とは ---------------------------------67
- ▶ 痛みに関する様々な切り口 -------------------------------67
  - ○ 客観的実在としての"感覚" -----------------------------68
  - ○ 痛みと抑うつ ---71
  - ○ オペラント学習 ---------------------------------------73
  - ○ アレキシサイミア -------------------------------------75
  - ○ 転換性ヒステリー（転換性障害） -----------------------76
  - ○ 認知の歪み ---78
  - ○ 痛がりの遺伝子 ---------------------------------------80
  - ○ 痛みの感じ方＝閾値 -----------------------------------81
  - ○ 痛みを引き起こす社会背景 -----------------------------82
  - ○ 痛みの"意味" ---85
  - ○ 愛は痛い人を救う？ -----------------------------------86

6章　治療論に入る前に―「他者承認の原理」を知る ---------89
- ▶ 治療論に入る前に ---------------------------------------90
  - ○ 原理を実践に落とし込むための乗り越えるべき壁 ---------90
  - ○「信じる」こと，「覚える」ことの不安定さ ---------------90
- ▶ 人間関係の原理としての他者承認 -------------------------92
  - ○ 他者とは何か〜フッサールとレヴィナスの「他者論」より -----93
  - ○ 他者承認の原理〜他者からの応答により他者が生起する -------95

目次

- ▶ 対人援助の原理としての他者承認 ---------------------------- 98
  - ○ 援助する者とされる者との不均衡さを認めよう -------------- 98
  - ○ ある医学生との対話から〜他者承認の原理を身につけるには ---- 99
  - ○ ユマニチュード〜臨床における他者承認の具体的な現れ ------ 100

7章　原理を実践に活かす—構造構成的慢性痛症治療 ---- 103

- ▶ 志向を捉えて"よき"構造を構成する -------------------------- 103
- ▶ 痛みの意味づけを変えるということ〜中村さんの例より ---------- 103
  - ○ 構造（痛み）に働いている志向（背景，意味づけ）を探る ------ 104
  - ○ 痛みの意味づけを変えていく ------------------------------ 104
- ▶ 構造をなくしてしまうのではなく，構造を望ましいものに構成しなおす
   -- 105
- ▶ 治療関係の"形"をつくる ------------------------------------ 106
  - ○ 形①「まな板の上の鯉」スタイル -------------------------- 107
  - ○ 形②「いっしょに痛みをやっつけよう」スタイル ------------ 107
  - ○ 形③「私はあなたのガイド」スタイル ---------------------- 108
  - ○ 鍼灸治療は「ガイド」スタイル？ -------------------------- 109
- ▶ 診断名をつけない!? -- 110
  - ○ 診断名＝名づけをしない ---------------------------------- 110
  - ○ 名づけは恣意的である ------------------------------------ 111
  - ○ 診断名は思考をしばる ------------------------------------ 115
- ▶ 構造を意識させる〜どんな言葉を投げかけるか ---------------- 116
  - ○「痛みの悪循環を断つ」 ----------------------------------- 117
  - ○「痛みの記憶（記憶としての痛み）」 ----------------------- 118
  - ○「現に痛みはある」 --------------------------------------- 119
  - ○「梅干しを想像してみて」 --------------------------------- 120
  - ○「うまくやれていますね」 --------------------------------- 121
- ▶ 契機としての薬物療法 -------------------------------------- 122
  - ○ 薬物療法は契機である ------------------------------------ 122
  - ○ 以前効かなくても，今なら効くことがある ------------------ 123
  - ○ 対病名ではない薬剤選択 ---------------------------------- 124

- ○ 薬剤をいつやめるか〜オピオイドを例として --------124
- ○ 薬物療法はバランスゲーム --------126
▶ 構造構成的慢性痛症治療の実践例 --------127
▶ nihilistic pain の解明〜これからの展望として --------137
- ○ 現代人のニヒリズム --------137
- ○ 痛みの臨床で見られるニヒルさ〜nihilistic pain --------138
- ○ これからの展望〜ニヒルさの緩和の効能は医療に限らない --------138

あとがき --------141
謝　辞 --------144

1

Pain × Structural Constructivism

痛みをめぐる様々な問題

▶ 痛みとは何か

　痛みを経験したことのない人はいないでしょう．痛みはおそらく人間の最も根源的な体験に属しています．多くの研究者が指摘するように，痛みには警告信号の意味があります．少なくとも人間は（「少なくとも」と書くのは人間以外の動物やモノとは，我々は痛みの存在を共有し難いからです），身体が傷つくと痛みを生じ，次からは痛みを生じさせた原因を避けようとします．そうして危険なものを回避することで，種が保存され，ここまで人間という種が存続してきた‥確かにある一定の説得力を持つ理論です．しかし，捕って食われてしまうような天敵がいなくなった現在も，人間は痛みを感じる仕組みを持ち続けています．それはどうしてなのでしょうか？　痛みというものにどんな意味があるのでしょうか？　理屈っぽい私はどうしてもそう考えてしまうのです．

　我々と同じように，「痛みとは何か」ということについて，先人たちも頭を悩ませてきました．

痛みとルネ・デカルト ●●●

　古代ギリシャ哲学以来（少なくとも 2000 年は経っています），身体が受け取った刺激と，それを処理して認識する精神とのつながりがどうなっているのか，その探究はずっと哲学・思想の重要なテーマでした．それを考える際，最も単純かつ身近な例として，「痛み」が繰り返し使われてきました．

　400 年近くも前に，現代の痛みの機序とほぼ一致した見解を示していた哲学者がいます．彼の名前はルネ・デカルト．彼は人間の存在を身体と心の 2 つに分ける考え方（心身二元論）を生み出した人物として有名です．彼は痛みについて次の

1. 痛みをめぐる様々な問題

ように書いています.

> もしたとえば，火に足が近づくと，ご存じのように大きな速度で動く火の微粒子が，接触した足の皮膚の点を始動させる力を持つ．そして，この手段で皮膚の点に付着する細い糸を引っ張る．同時に細い糸が終わる孔を開く．それはちょうど，ロープの一端を引っ張ると同時に，その他端に下がっている鐘を突くようなものだ．
>
> (Patrick Wall（著），横田敏勝（訳）：疼痛学序説―痛みの意味を考える，南江堂，p21, 2001)

ここでデカルトは，痛みを，心によるものとしてでなく，刺激反応のメカニズムとして描いています．現代の多くの人が受け入れているであろう，神経生理学的な「感覚」としての痛みの機序とほぼ一致した見解を示しているということです．デカルトの先見の明には驚かされますが，逆に考えると，痛みについての理解は400年近く進歩していないとも言えます.

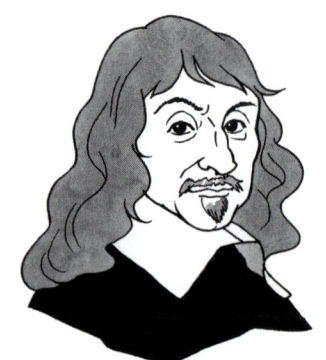

デカルト

このような，人間の成り立ちを，身体と精神（心）という2つに分ける考え方を心身二元論（☞用語解説参照）と言います．現代にいる皆さんも様々な場面で，身体と心を分けて考える癖があると思います（たとえば，「動悸」がしたときに，これは心臓の不具合なのだろうか，それとも心（精神）の問題なのだろうか，と分けて考えることがあるでしょう）．この心身二元論の考え方が強く現代まで残っており，痛みを理解するのに大きな足かせになっている，ということは本書のコアになる部分です．

デカルトは，このようにスッキリと痛みを説明したように思われたのですが，ある素朴な質問に困ることになります．その質問とは「では，足を切断した人が失った足を痛がるのはどうしてか？」というものです．いわゆる幻肢痛のことですね．痛みの基点が皮膚という受け手に対する火の刺激であるならば，その受け手がなくなってしまっているのにもかかわらずどうして痛くなるのか，という疑問でしょう．「痛い」ところをついた質問ですね．デカルトは"誤信号"という言葉を使って，精神（心）が勘違いをしていると説明しているようですが，デカルトらしくないキレのない答えだと思います．

幻肢痛の仕組みは，今でもある種の謎であり，心身二元論（☞用語解説参照）で考えることの限界を端的に表しています．痛みの本当の理解に向かうのであれば，我々はデカルトを超えていかなければならないのでしょう．

> **用語解説**
>
> 【心身二元論】
> 　身体なきあとも霊魂は存在し続けるものとして，心身の分離を行った最初の哲学者はプラトンである．その後，17世紀になり，デカルトが当時の科学的知見を背景として，物体と心的なものとの相互干渉を完全に排除して物心二元論を提起した．この考えは，物体のみで完結するニュートン的近代物理学の発展に寄与したが，「では，人間において心と身体（物体）をどうつなぐか」という大きな問題を残すことにもなった．
> 　（参考：岩波 哲学・思想事典，岩波書店）

痛みとルードヴィヒ・ウィトゲンシュタイン

　時代はそれからだいぶ下って，20世紀．この世紀における最も重要な哲学者として名高いルードヴィヒ・ウィトゲンシュタインが，感覚と言語のつながりについての論考をする際，例として「痛み」を使っています．

　ウィトゲンシュタインは痛みのように私的な「感覚」を，どのように言語によって示すことができるのか考えました．自分自身の感覚は，視覚や触覚などで確かめられるもの（机の上のリンゴなどのように）ではないわけで，じゃあ，感覚を言葉で示すというのはどういうことなのだろうか，そう考えていきました．

> 　どのようにして人間は，感覚の名前の意味を学ぶのだろうか．たとえば「痛み」という単語．ことばが，感覚の素朴で自然な表現と結びつけられ，その代理をしているという可能性がある．子どもがケガをして泣く．そこで大人が話しかけて，「痛いよ」と叫ぶことを教え，そのあとでいくつかの文を教える．新しい痛みの振舞をその子に教えるわけだ（『哲学探究』第244節）．
> 　（中村 昇：ウィトゲンシュタイン『哲学探究』入門，教育評論社，p227, 2014）

　ウィトゲンシュタインは，「痛み」は感覚そのものを記述する言葉ではなく，泣いたりわめいたりする人間の原始的感覚表出の代理であると考えました．言い換

1. 痛みをめぐる様々な問題

えれば,「私は痛い」というのは,自分の状態を説明する言葉ではなく,痛いということにより,できればそこから救ってほしいという同胞へのサインなのだということです.

> さて,私の感覚はどういう意味で私的なのか——それは実際に痛みを感じているかどうかを知ることができるのは私だけで,他人は推察することしかできない,ということだ——これはある意味では誤りで,別の面から言えばナンセンスである(『哲学探究』第246節).
> (中村　昇:ウィトゲンシュタイン『哲学探究』入門, 教育評論社, p235, 2014)

痛みは私的,つまり「私」にしかわからないものであって,他の誰も知ることはできないと言い切ってしまうと,いかにもニヒルで,患者さんの痛みをケアしようと心がけてる我々にとっては希望がなくなってしまいそうです.しかし,ウィトゲンシュタインはこの言い方はある意味で間違っている(またある意味ではナンセンスである)といっています.これはどういうことなのでしょうか.中村昇の文章を引用します.

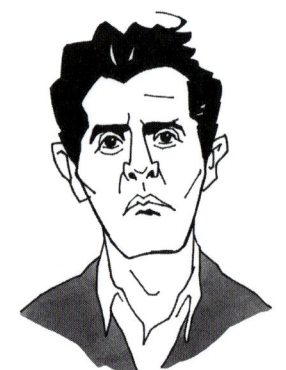

ウィトゲンシュタイン

> 自分が痛みを感じているとき,そもそも他人はそのことを知ることができないのだろうか.そんなことはない.前の2つの説(『哲学探究』244, 245節)で議論されていた「自然な表出」があれば,他人であっても,わたしが痛いのだということを十分知ることができる.ものすごい苦痛を身体全体で表現している人(たとえば,字義通りに七転八倒している人)を目の前にして,「あの人が本当に痛いかどうか,わたしにはわからない」などという人は普通はいない.わたしの痛みを,他人が「知る・わかる」ことは,十分考えられるのだ.
> (中村　昇:ウィトゲンシュタイン『哲学探究』入門, 教育評論社, p236, 2014)

感覚の素朴な表現の例として,ウィトゲンシュタインが取り上げるくらいですから,やはり,痛みは昔から人間の根源的体験として認識されてきたものであり,

いつまでも謎を秘めたものなのでしょう．感覚の私的さを追求すると，「痛みは他の人にはわからない」とニヒルに陥りそうになります．しかし，痛みの表出が同胞への「助けて！」というサインであると考えれば，人類出現以来，脈々と続けられてきた痛みの表出と，痛みを表出している「他者」へのケアには，まだまだ意味が見い出せるのではないでしょうか．ひとまずそれを信じて，本書を前に進めたいと思います．そして，ウィトゲンシュタインがしなかったこと，「他者」の痛みを理解し，ケアを実践するという具体的方策を見い出したいと思っています．

▶ 現代において痛みとは何か

人が医療を求める一番の理由は"痛み"

　医療が進歩した（と思われている）現代においても，痛みは最大の問題です．平成25年国民生活基礎調査によると国民のうち有訴者（病気やケガなどで症状のある人）は人口千人あたり342.1人と報告されています．簡単に言うと国民の約1/3は何かしらの表現可能な不具合を抱えているということになります．これを症状別にみたデータもあります．それによると，男性では第1位が「腰痛」，第3位が「手足の関節が痛む」です．女性では第1位「腰痛」，第2位「肩こり」に加えて，第3位「手足の関節が痛む」であり，痛みは国民が訴えたい「症状」であることがわかります．つまり，現代でもなお，痛みは人が少なくとも医療を求めるという点で最大の理由なのです．医師である私の実感としても（のちに書きますが，痛みにかかわる仕事をしていたのでなおさら），痛みは多くの患者さんが病院やクリニックを受診する一番の理由です．

　しかし，現代医療は痛みという症状に対してあまり優しくはありません．いえ，それぞれの医療者が痛みのある患者さんに対して優しくないというのではありません．ドラマや漫画では，金や権力の亡者みたいな医者がよく出てきますが，そんなことにエネルギーを使っている人はそうそういません．目の前の患者さんに向き合って，その人がよくなることを考えているほうがよほど楽ですし，医療者として自然な営みです．しかし，相手である患者さんは，優しくしてもらっているとは思えていないようです．この理由の多くは一人一人の医療者個人の優しさの問題ではありません．現代医療という枠組みの問題，もしくは現代医療が持っている視点の問題です．

1. 痛みをめぐる様々な問題

生物学的な視点から離れてみる

　現代医療は生命科学の発展とともに進歩しました．生物学的医療といってもいいかもしれません．人間の身体を機械に見立て，臓器，器官，細胞，遺伝子と細分化し，それぞれにおいてその機能を分析する．その機能の破綻を病気の原因と考え，原因を除去したり，補塡したりすることで，病気という脅威から逃れようとする考えです．「病いを診て人を診ず」とか，「身体ばかり診て気持ちに配慮していない」などの批判がありますね．こうした批判は，ある意味出てきて当たり前です．実際に当たっているからです．現代医療は基本的に身体を診ているのです．「精神医学は精神，心を診ているではないか！」そういう反論が聞こえてきそうです．しかし，現在の精神医学は心の動きを生物学的に捉える方向にどんどん進んでおり，今では最も生物学的な医療になっていると私は思います．これも個人のことを言っているのではありません．患者さんに寄り添い，"心"を救っている精神科医をたくさん知っています．そうではなくて，今は全体の枠組みのことを指摘しているのです．いずれにしても，そうすること（生物学的に見ること）で，医療は進歩してきました．身体を機械とみなし，細分化し，その部品の修理を考えることで，医療が発展したのです．患者さんの顔色をじっと観察しているだけでは，どんな問題を抱えているかはわかりません．系統的な問診と診察によって体の各部の問題を見つけ，整理することでその患者さんの問題（病気）にどんなことをしたらよいのかがわかります．気持ちに配慮することは大切ですが，配慮するあまりその人の身体にメスが入れられなければ，治してあげることはできません．

　このように，人間を細分化し，客体視してきたからこそ，医療が進歩してきました．「病を診て人を診ない」ことは，医療の"とある瞬間"としては必要なものなのです．しかし，この視点が無意識に，強く現代医療に入り込んでいるため，「人を診ない」と言われてしまうのです．生物学的な視点が必要なのは"とある瞬間"です．この「瞬間」の集まりを包括する視点も持たなければ，満足してもらえる医療にはならないと考えています．

　本書の最大の目的は現代医療が持っている視点の切り替えを行うということです．切り替えといっても，考え方をすべて変えてしまおうと思っているわけではなく，包括的な視点と書きました．多様な視点を自分のなかに持つ，状況に応じて視点を切り替える，これは，とても「構造構成主義」的な考え方になります．のちほどじっくり書いていきます．

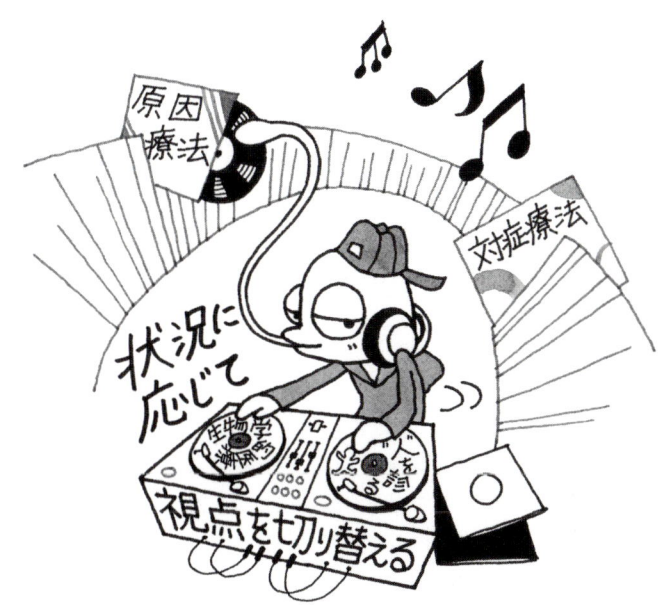

多様な視点を状況に応じて切り替える

現代医療では痛みは二の次？

　さて，痛みの話に戻ります．現代医療は痛みには優しくありません．多くの医師，医療者は，痛みというのは病気に伴う症状，もしくは臓器や細胞の機能の破綻の結果と考えています．しかし，そう考えることの何がいけないのでしょう．
　現代医療は，痛みは疾患に随伴するもの，オプションという見方をしており，つまり，病気の結果であり，根本的なものではないと考えているということです．そうなると，自然に痛みに対してかける配慮と時間が減ってきます．医療の最大の仕事は病気を診断し，病気自体に対する根本的な治療をすることだ，残念ながらほとんどの医療者はそう考えています．いや，無意識にそういう枠組みで医療をしています．痛みに対する対処は"無意識に"二の次にされているのです．対症療法という言葉があります．言葉通り，症状に対して，その症状を緩和する治療のことを指していますが，「もう対症療法しかない」「対症的な治療をせざるを得ない」などと言われるように，医療者に限らず，一般にも対症療法というのは，負の要素を含んだ言い方となっています．対語は原因療法となりますが，原因療法こそがあるべきもので，原因療法がなければ，しかたなく対症療法を行うという，ある種の序列のようなものができているのです．対症療法をWikipediaで調べて

1. 痛みをめぐる様々な問題

みると,「(対症療法は) 姑息的療法とも呼ばれる」などと書かれています．医療者にとっては，姑息的治療も意味ある治療の一部と捉えられることは私も知っています．しかし，対症療法が，一般には「ずるい」「卑怯」という意味で使用される「姑息」という言葉によって，一般の人に根づいてしまっていることはちょっとした脅威です．なぜなら，これも先ほどのように，原因療法も大事，対症療法も大事，状況によって使い分ければよい，のですが，医療者だけではなく，患者さんにも視点の切り替えが必要とされるということですから．

患者の期待を裏切る現代医療の枠組み

痛みの治療が本来的に対症療法かどうかの議論はさて置くとして，事実，医療者は対症療法として痛みに対処しています．先ほど述べたように本来的な仕事ではないというスタンスで，いわゆる病気の治療には医療者は一所懸命になります．綿密に症状を聞き取り，念を入れて検査を施行し，精密に診断を下して，慎重に治療をします．がんに対する抗がん剤や放射線の治療が代表的です．しかし，これが痛みになるだいぶ様相が変わってきます．たとえば，看護師が医師にこう報告したとしましょう．

「先生，鈴木さんが痛いと言っています」

「それは大変だ，では，綿密に痛みを聞き取って，検査を念入りに行い，診断をして……」

患者さんとしては，痛みについてもそうしてくれると期待するでしょう．しかし，残念ながらその期待が裏切られることが多いのが現状です．この看護師の報告を受けた医師の決まり文句は「じゃあ，(痛みどめの) 坐薬挿しといて」です．綿密な聞き取りも，念入りな検査も，精密な診断もないのです．だって，痛みはオプションだし，やることも対症療法に過ぎないから，なのです．

本当に残念なことなのですが，これが現状です．何回も言いますが，これは医療者個人の優しさの問題ではありません．医療の枠組み，視点の問題なのです．

困らない痛みと困る痛みがある

「痛いと言っている人に坐薬を挿して痛みを取って何が問題なのだ」，そう思う医療者もいるかもしれません．事実，たとえば手術のあとの痛みなどは，このような対応で問題が起きることはほぼありません．痛みが取れて，患者さんも満足することでしょう．「検査なんかいいから，とりあえず痛みだけとってくれ」そう

いう患者さんもいます．そう，痛みはオプション，対症療法を行う，そういう考え方で困らないことが実は多いのです．

　手術のあとのような急性の痛みは，もともと，痛みの理由もはっきりしていますし，対症的な治療で痛い時期が乗り切れれば，そのあとに問題を残すことはほとんどありません．結果的に痛みがなくなるので，医療者の痛みに対する配慮の足りなさや，コミュニケーションのまずさが多少あっても，それは隠されてしまいます．

　困るのはここから先です．どうしてだか痛みが長引き，慢性化してしまう人がいるのです．いわゆる「慢性痛」とか「慢性疼痛」とか言われているものです．本書は痛みについて原理的な視点を提示するため，その論はすべての痛みに当てはまるものですが，主に想定している臨床場面は非がん性の慢性の痛み，慢性痛です．

　このように長引いた（単に痛みが長引いたから慢性痛というのではありません☞p65参照）痛みは，非常に複雑な構造を持っています．手術創の痛みと同じように，身体のどこかの傷が痛みを出している，そういう要素もあるでしょう．しかし，それだけではないところが厄介なところです．心理的な影響も大いに受けています．痛みの受け取り方や意味づけによっても痛みが変わってきます．その人がどのような世界観を持っているかということも関係していたりします．

　このようにして，大変複雑な影響を受けているため，単純に"鎮痛剤"を飲むだけでは治まらない，それが慢性痛です．

　近年どうも，こうした複雑な構造を持つ痛みが増えているような気がしてなりません．学校教育では，痛みは"敵から逃れるため人間に必要な機能"と説明されてきました．しかし，このように人間が捕って食われるような敵がいなくなった現代になっても痛みというものはなくなっていません．そればかりか，むしろ複雑化しています．それはひょっとしたら人間が進化した結果なのかもしれませんが，今この瞬間にもこのような痛みで苦しんでいる人がいることを考えれば，なんとかしたいと思うのが人情です．

　痛みが複雑化している，その痛みを抱えながら生きなければいけない人がいる，現代医療はその痛みに対して十分に対応できていない，しかしその痛みをなんとか解明しようとしている人がいる，それが現代の痛みです．

1. 痛みをめぐる様々な問題

▶ いったい何が問題なのか

　痛みは昔も今も人々が苦悩し続けているものです．しかし，今は科学が発達した時代だから，痛みに対する研究も盛んに行われていて，もう仕組みはわかっているだろう，いろいろなよい薬ができていて，もはや現代において人間は痛みでそんなに困ることはないのではないか．そう思いたいですね．でも，決してそうではないことをお伝えしなければなりません．

痛みは科学的視点だけではよくできない

　痛みについての研究はもちろんされています．その恩恵を私もなんだかんだ利用している身です．こうした研究の結果は，たとえば，新薬の開発などとして現れてきます．それが鎮痛剤による痛みの改善という結果で患者さんに還元されることもしばしばです．しかし，そういった研究の多くが「科学的」なものです（この「科学的」というのと，前述の「生物学的」というのはかなり重なり合っています）．「科学的，大いに結構ではないか」，「医学は（もしくは研究は）科学的であるべきだろう⁉」そう思われる方がほとんどでしょう．しかし，私はこの「科学的」一辺倒であることに限界を感じているのです．「科学的」にだけ考えているゆえに越えられない壁があり，それが"治せない"痛みをつくっていると考えています．痛みはいわゆる「科学的」なものの見方だけで見ている（診ている）限り，よくならないのです．よくならないばかりか，現代のその「ものの見方」が原因となっている痛みすらあります．詳しくは本論で説明していきますが，痛みを抱えている本人も，その痛みを治そうと努力している医療者も，痛みについての「ものの見方」の転換，変革といってもよいでしょう，それが現代の痛みに対処するために最も必要なことです．本書はそれを目的に書かれているといってもよいと思います．

人間はいつから痛みを「科学的」に捉え始めたのか〜デカルトから読み解く

　この「科学的」に痛みを捉えるというのは，いつ始まったのでしょうか．それを述べるためには，心身二元論（☞p3参照）の話をしなければなりません．心身二元論，つまり心（精神）と身体を別々に考える「ものの見方」です．そのもとは古代ギリシャ哲学で考えられていた霊魂観までさかのぼることができますので，西洋社会ではざっと2000年以上の歴史を持つ「ものの見方」です．西洋思想の中核

をなしていると言って間違いはないと思います．その後，p1でも取り上げたデカルトにいきつきます．「我思う，ゆえに我あり（Cogito ergo sum）」という言葉はどこかで聞いたことがあると思います．「我思う，ゆえに我あり」は哲学・思想史上最も有名な命題のひとつです．デカルトは不可疑なものを求めようと，無批判に受け入れられている先入観を排除するための方法，「方法的懐疑」（☞用語解説参照）を行いました．つまり，少しでも疑いのあるものを偽として徹底的に排除し，最後に残った疑い得ないものを真理としようとしたわけです．たとえば，「感覚」を疑いました（おそらくここでいう「感覚」は医学的には「知覚」に近いと思います）．私たちは感覚を頼りに世界を認識していますが，目の錯覚というものがあるように，勘違いすることがあります．だから確実なものではありません．また，まるで現実のような夢を見ることがあることから，現実世界そのものすら疑わしいものです．そのようにして，次々に懐疑をかけていきました．実はこの疑いには際限がありません．しかし，このようにすべてのものを疑っている間にも，疑っていると考える私は確かに存在している：我思う，ゆえに我あり，にたどり着いたのです．これは大変強力な命題であって，これをもってデカルトは近代哲学の父と呼ばれるようになりました．

> **用語解説**
>
> 【方法的懐疑】
>
> 　デカルト哲学の根底をなす方法．デカルトは，諸学問をうちたてるための，堅固でゆるぎない土台をつくるため，少しでも疑いうるものはすべて偽りとみなしたうえで，まったく疑い得ない絶対に確実なものが残らないかどうかを探る作業を行った．その結果，確実なものは何もないが，そう考えている私は存在している「私は考える，ゆえに私はある」という命題にたどり着いた．古代の懐疑論者のように，疑うために疑っているものとは違い，真理を得る方法としての意志的懐疑である．
>
> 　（参照：小林道夫：ちくま新書　デカルト入門，筑摩書房，2006）

しかし，デカルトの考えにはその後多くの批判や異論も唱えられています．その批判のひとつが心身二元論に対するものです．デカルトが言った我思う……の「我」は人間の精神のことを指しています．「思う」のは我の精神（＝心）であり，それはたとえ世界がなくても，身体がなくても存在している．だから「我」の本質は

1. 痛みをめぐる様々な問題

「思う」ことであり，身体には依存しないという考えでした．現代に生きる人であれば，むしろ精神は身体に宿っており，身体がなければ「思う」こともできないと思われるかもしれません．しかし，精神と身体を分けて考えているという点はデカルトと変わりがありませんね．この精神と身体を分ける考え方を，デカルトが史上はじめて今日まで続くような形で定式化し，その認識が世界中に広がっていったのです．心身二元論に対しては，一元論の立場からの批判，物理主義者（精神はすべて脳の神経活動とする見方）からの批判など様々なものがあります．しかし，ここで重要なのは，一般の大多数の人々の持つ常識的な直感として，心と身体は分けて考えられているということです．それほど，この考えは強力なのです．

「科学的」な視点で扱えるのは機械論的身体のみである

さて，心身二元論は，思想的立場からすると，その原理性に不徹底さが指摘され，異論があるものですが，科学の発展には大きな役割を果たしました．近代科学や合理主義は，この二元論と出会って急速に普及しました．つまり，心や，心が関係する（自然）科学的に扱えない問題を科学から切り離し，身体という機械を科学的に研究することができるようになったのです．現在までその傾向が続いていることは説明不要でしょう．現在の科学の基盤をつくったのはデカルトといっても過言ではないのです．このように，科学的ということと，心や精神と身体を分けるというものの見方はほぼイコールなのです．科学が扱ってきたのは，根本的にこの「機械論的身体」（☞用語解説参照）です．つまり科学というものが扱えるのは物的な身体のみなのです．心や精神が大いにからんでくるような現象（今回でいえば痛みのことを指しています）を扱うには，科学は少々役不足なのです．

科学全盛の時代，それすらも意識しないで我々は生活しています．それくらい科学的な視点が我々にこびりついています．これまで見てきたように，実は科学といってもあるひとつの世界観，視点に過ぎません．取り扱うのが物体の運動の仕組みや，宇宙の構造，自然現象の予測などであれば，この科学的な視点のみでも（今のところ）大きな支障はないでしょう．しかし，医療が取り扱っているのは人間に起きている現象です．心身二元論的な言い方をすれば，機械としての身体と，心や精神自体の両方を扱わなければいけません．

繰り返し書いてきたように，機械としての身体は科学の視点で研究し，扱うことが可能です．しかし，心や精神は基本的に科学が取扱いに苦慮するものです．ここでも「心理学や精神医学は心や精神を科学的に扱っているではないか!?」とい

う人がいるでしょう．たとえば，"てんかん発作"の治療は，その原因を「脳の電気生理学的な異常興奮」と自然科学的な視点でアプローチし，コントロールする考え方です．また，感情が非常に高ぶった人に科学が生み出した鎮静剤を使って鎮めることもできます．では，てんかん発作を起こす人の人生における価値みたいなものを科学は扱えるでしょうか？　もしくは鎮静剤で鎮められた感情の高ぶりの意味を科学的な視点ではどう説明したらよいのでしょうか？　確かに表面に現れている発作や感情などのような現象はすでに科学でも扱えている領域かもしれません．しかし，人間の持っている意味や価値の領域はいまだ科学では扱えない，もしくは無理して科学の視点でみるのはリーズナブルではないのです．

> **用語解説**
>
> 【機械論的身体】
> 　機械論とは，自然界の諸現象を，心や精神や意志，霊魂などの目的論的な概念を用いずに，決定論的な因果関係のみ，つまり機械のように解釈する思想である．であるから，機械論的身体とは，人間の身体をまるで機械のような仕組みとして捉える考えである．心身二元論でいうところの身体と重なる．ただし，現代では，デカルトの言うところの「精神」に関しても脳内の電気的信号という機械として扱うようになっており，機械論の範囲は変化し続けていることに留意が必要である．
> 　（参考：岩波　哲学・思想事典，岩波書店）

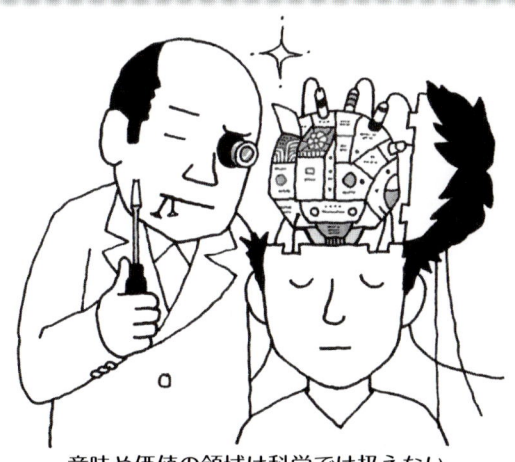

意味や価値の領域は科学では扱えない

1. 痛みをめぐる様々な問題

痛みとは何か，それを"どう"考えたらよいか

　問題点に戻ります．本論のテーマである慢性痛は，心理的な影響にとどまらず，痛みの受け取り方や意味づけ，世界観の違いがその成立に大いに影響を及ぼしているものだと書きました．このようなものを扱おうとした場合，すでに述べてきたように，心身二元論に基づく科学の目，すなわち現代医療の世界観のみでは限界があります．本気で慢性痛に対処しようと思うのならば，科学の進歩，新薬の登場を待っているだけではいけないのです．痛みというものがなんなのか，どのように考えたらよいのか，根本から考え直す必要があるのです．そのように考えた結果として，私たち医療者が科学と他の視点を包括的に考えることができたのなら，慢性痛をめぐる臨床はかなりよい方向に変化すると考えています．

▶ どうして哲学なのか

　本書の目的は痛みを根本から捉え直し，その原理を打ち立てることです．自然科学の機械論的な身体観だけでは説明できない，「痛みの全体像」を明らかにする必要があるといえるでしょう．では，痛みの全体像に迫る方法には，どのようなものがあるのでしょうか．

　たとえば心理学や人類学，社会学などの人文社会科学の領域でも，「痛み」は研究課題であり，これまで様々に説明されてきました（第5章参照）．このように様々なアプローチが，多様な視点や枠組みによって痛みを捉えようとしてきました．

　しかし，それぞれのアプローチでは痛みを捉える視点や枠組みがあらかじめ決まってしまっています．この（研究する）視点を（大まかにではあれ）あらかじめ決めておくという，研究では当たり前の心構えは，臨床現場では問題になります．というのも，あるアプローチで捉えられる範囲内の「痛み」だけを持った患者さんが来るかどうかは，前もってはわからないからです．自分が得意とする視点・アプローチで捉えられない「痛み」を抱える患者さんが訪れた場合，わたしたちは簡単にお手上げになってしまうのです．

　ですから，現場で痛みの意味を理解するためには，これまでのアプローチや視点，枠組みにとらわれず，それらをしなやかに組み換え，様々な痛みを捉える力を持つことが必要になります（先に「包括的な視点」と書いたことと同じです）．それを達成するためには哲学，そのなかでも特に，様々な視点をメタレベルから俯瞰することが可能な"メタ理論"（☞用語解説参照）が必要なのです．本書では「構

造構成主義」（☞用語解説参照）というメタ理論を使うことにしています．

> **用語解説**
>
> 【メタ理論】
> 　個別の理論についてひとつ上の次元（メタ）から，あるいはひとまわり外側の観点から論じたり，考えたりすること．いくつかの理論に通底している本質を探したり，同一性を見い出したりする．
>
> 【構造構成主義】
> 　構造構成主義は，『人間科学の信念対立を超克し，建設的基盤を提供するための「理路」を提供する』ことを目的として，2005年西條剛央によって確立された哲学である．人間科学においてはその学問領域間や理論対実践などにおいて「信念対立」と呼ばれる互いの価値観や認識論レベルでの齟齬と対立が頻発している．その結果，協働を失い自らの領域の発展を阻害してしまっている．構造構成主義は認識論をメタレベルで統合することでそれらの対立図式を解く理路を持ったメタ理論である．フッサール─竹田青嗣の現象学，ソシュールの言語学，丸山圭三郎の記号論，池田清彦の構造主義科学論，ロムバッハの構造存在論などの知見，方法論などを組み合わせ，生まれた．構造構成主義は原理（集）という捉え方もできる．原理は，それがより徹底的であるほど多様な関心に応じて，多様な側面を現すため，一言で構造構成主義を表わすことは困難である．構造構成主義の全体像を知りたい場合は，やはり「構造構成主義とは何か」を読む必要があるだろう．

　哲学というと構えてしまう人も多いと思います．ここでいう哲学というのは，「俺の診療哲学」というような個人的な，他の人とは共有し難い「信念」のことではありません．誰もが「考えてみれば確かにそう言わざるを得ない」と共通了解ができる「原理」のことを指しています．たとえば，デカルトの「我思う，ゆえに我あり」は原理です．これに異論を唱えられる人はなかなかいないと思います．偉人が言った深イイ！言葉などとはちょっと違うものなのです．
　哲学は，「思考法の学問」と考えてもよいと思います．本書のように，科学だけではない，様々な視点で痛みを視るにはどうするか，などという考え方の転換を迫るような命題にぶつかったとき，道を開いてくれるのは哲学です．容易には解決できないような問題に道を塞がれたときに，どんな考え方をしたらよいか，を哲学は教えてくれます．デカルトの「方法的懐疑：真理を探究するため，戦略的

1. 痛みをめぐる様々な問題

に懐疑をかけていく考え方」はすばらしい思考の方法だと思います．インターネットで検索すれば，なんでもある種の「答え」が得られてしまう世の中です．しかし，「その見解は本当にあっているのか」「その回答を導き出す前提はそもそも妥当なのか」というように，既存の考えや自らの思考に「方法的懐疑」をかけ，思考を最初の一歩から始めることは現代にこそ必要なことです．ただ，この一部は科学を基盤としている私たちが普段している考え方ですよね．実は知らず知らずのうちに私たちは哲学に触れているのです．

と，ここまで書いてみて，私自身が堅苦しさを感じてしまっています．本書が哲学を使う理由は，私のこれまでの経験から思うに，もっと感覚的なものかもしれません．哲学者の西研の言葉を借りましょう．

> （「哲学すること」とは）だれかの本を読みながら，じぶんがなんとなく考えていたことがハッキリ書かれているのに大きくうなずくこと．
>
> じぶんと同じようなことを悩み，問うている人がいることに気づくと，すごくうれしい．大切なことをともに考えあっているという感覚が得られるとき，ニヒリズム（何も信じられるものなどない）はどこかに飛んでいってしまう．
>
> 　（☞西　研（著），川村　易（絵）：哲学のモノサシ，NHK出版，p18，1996）

そうそう，これでいいのです．自分が悩んでいたことと同じことを，同じように悩んでいる人がいるんだというだけで，救われます．さらに，そこに自分よりも，答えに近づく考えが書かれていたときには，大きくうなずいて膝を叩いてしまいます．この答えに近づくために哲学が必要なのです．

痛みについて悩み，考えている人であれば，疑問や課題はだいたい同じものだと思います．本書は哲学を使うことで，その疑問や課題を紐解く工夫をしてみようと思っています．読み進めて「同じことを悩んでいるんだな」とか「なるほどそう考える方法があったか」などと思ったら，どんどんうなずいて，膝を叩いてください．その回数がそのまま本書への評価だと思っています

2

Pain × Structural Constructivism

構造化に至る軌跡の提示としての自己開示：志向相関的自己開示

▶ 自己開示をすることの重要性

　難しい言葉が出てきたとお思いでしょう．ひょっとしたら，急に読む気が失せてしまった人もいるかもしれません．ここからは哲学らしい言葉がいくつか出てきます．とっつきづらいと思うかもしれませんが，ひとつひとつ説明を加えながら進めていきますので，しばしお付き合いをお願いします．

　私は痛みを診る医師ですので，当然，患者さんの痛みに興味がありますし，それがどんな痛みかよく知りたいと思っていますし，そう思って診療にあたっています．しかし，そのほかの医師や医療者も痛み，もしくは痛みを抱える患者さんに同じように向き合っているかというとそうでもありません．誤解があってはいけないのですが，ここで言いたいのは，だから私の診療のほうが優れているというのではありません．痛みに向ける関心の違いがあるだけです．

　となると，本書は，そうした私の関心に基づいて出てきた考えだということになります．では，「私」がどんな者なのか知っておいてもらったうえで読み進めてもらうほうが，その内容の是非を判断しやすいと思いませんか．この

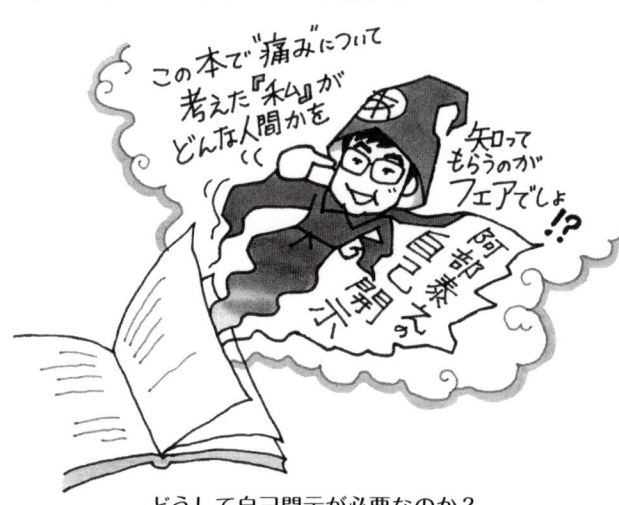

どうして自己開示が必要なのか？

2. 構造化に至る軌跡の提示としての自己開示：志向相関的自己開示

章はこうした理由から存在しています．簡単に言えば，著者である私の遍歴を紹介して，どんな人間が痛みについて考えたのかを読者の皆さんに感じ取ってもらうという趣旨です．

 ## 構造化に至る軌跡とは

人間の意味や価値を研究する場合には条件開示が重要になる

どうして著者の視点を開示することが重要なのでしょうか．構造構成主義（全体像については第3章で述べます）を提唱した西條剛央はこの点について「条件開示」という言葉で以下のように述べています．

> 構造構成主義においては「条件統制」ではなく，「条件開示」を基礎に据えることになる．条件開示さえされていれば，現場で提起された構造も，特定の条件下で得られた構造であることを踏まえたうえで，読み手がその構造の有効性やその射程を判断することが可能になる．
> （西條剛央：構造構成主義とは何か―次世代人間科学の原理, 北大路書房, p155-156, 2005）

科学的研究，特に量的な研究をしたことがある人であれば，条件統制の考え方には慣れていることでしょう．科学的研究の多くは条件を統制することで成り立ちます．たとえば水の体積を測るのに，温度という条件が一定でなければ，結果が出せませんよね．医学研究にしても，たとえば薬を飲む時間や飲む錠数という条件を一定にしなければ，薬の効き目に関しての研究はうまくいきません．このように特に量的な研究は，できるだけ条件を統制することによって成り立つのです．

しかし，これが量的な研究ではない場合，問題が生じてきます．今回のテーマにもなっている，人間の意味や価値を含む領域を研究もしくは記述する場合です．意味や価値といったものは，個別的なもの，かつ一回起性（☞用語解説参照）のものです（先ほどの「水の体積」や「薬の効き目」も厳密にいえば「一回起性」の出来事なのですが，そこは本書では深めないことにします）．

インタビューなどによる質的な研究を思い浮かべてみてください．たとえば，人生において何に価値を置いているか，インタビューしたとしましょう．当然，別の人に聞けば違う答えが返ってくるでしょうし，同一人物であっても，期間をあけて聞き直せば別の回答になっているかもしれない．このようなものを研究し

ようとするときに，性別や年齢，身長などの条件を統制したところで，研究としては成り立ちません．そこで，条件を統制するのではなく，開示することで（広義の）科学性を担保する方法があります．これを条件開示といいます．どんな人が，どんな志向性をもって，どのような状況で，どんな条件のもとに研究を行ったのか，解析したのかを開示することで，個別性のなかから知見を見い出すことが可能となります．先ほどのインタビューであれば，どのような研究関心のもとに行われているのか，インタビューしたのはいつのことで，インタビューされた人の背景はどんなものか（たとえば，がん罹患者で，両親をともにがんで亡くしている，など），それらの条件を開示することにより，読み手がその妥当性を判断できるようになるということです．

条件開示のことを構造構成主義では「構造化に至る軌跡」と言っています．これはもともとサンドロウスキー（Sandelowski, 1986）が提唱した「決定に至る軌跡（decision trail）」を西條が構造構成主義に援用したものです．

用語解説

【一回起性】
出来事は一回限りであり，同じ現象は二度と起こらないということ．量的研究（もしくは狭義の科学）は繰り返し観測される現象を対象とし，一回起性の現象を対象とするのは質的研究といった区分けを見ることがあるが，原理的に考えれば，すべての出来事は一回起性である．

志向相関的自己開示

よく考えると，何かを発信する人がその関心や自身の背景，志向を開示するというのは，量的研究でも質的研究でも，はたまた研究と呼ぶようなものではなくても重要だということに気づきます．どんな人が，どのような関心や目的で，どのような対象や方法を使って，どんな思考過程で解釈を加えたのかといった構造化に至る軌跡を示さないと，読み手はその妥当性を判断することが難しくなるでしょう．本論は質的研究でも量的研究でもありませんが，（かっこつければ「理論研究」ですが），同じ理由で著者自らの視点：著者がどのような人間なのか，どんな志向を持ち合わせているのか，どのような関心や目的を持っているのかを示しておきたいと思っています．これを「志向相関的自己開示」と名づけることにし

2. 構造化に至る軌跡の提示としての自己開示：志向相関的自己開示

ます．

　志向相関的自己開示はただの自己開示とは違います．あくまでテーマに見合った必要最低限の開示を行っていくのであって，自分の過去をすべて開けっぴろげにすることではありません．今回のテーマは「痛み」ですので，著者の痛みに関する部分の遍歴を示していくことになります．たとえば，私はこしあんより粒あんのほうが好きという嗜好（志向）を持っていますが，それと痛みはあまり関連がないので，示す必要がないものです（あ，でも開示しちゃいました……）．反対に，たとえば，小さいころケガをしたことが，よく記憶に残っているのであれば，それは，痛みというテーマの場合は開示が必要になります．おそらく，その人が持っている痛みというイメージに少なからず影響を与えていると考えられるからです．

　どんな思考過程で解釈を加えたか，ということに関しては本論の各所で示していくことになりますが，意図して著者の臨床的視点を交えていこうと考えています．本論は痛みをメタレベルの哲学を使って理論構築するものです．一方で，臨床で痛みを持つ患者さんに対応している自らの日常に戻ると，理論のレベルだけではなく，一刻も早く"今"痛みで苦しんでいる患者をなるべく早く救いたいと願う自分がいることにも気づきます．医療者である読み手がその有効性や適用の幅を臨床において容易に判断でき，個々の臨床場面にすぐに応用できるようにするためにも，臨床的視点をなるべく多く登場させながら話を進めようと思います．

　では早速，私の志向相関的自己開示を行っていきます．

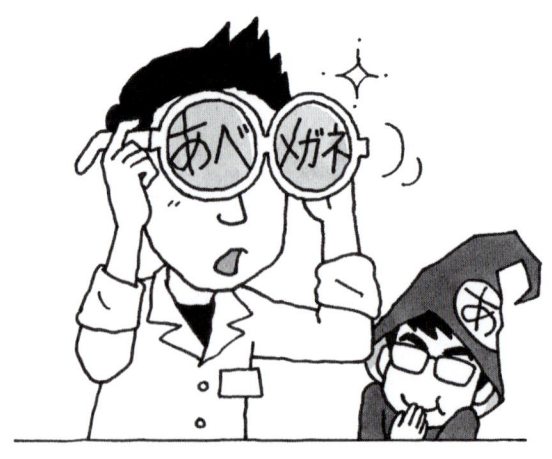

志向相関的自己開示

志向相関的自己開示―痛みの理解と対応の遍歴

　私は現在までのところ，幸いにも慢性的な痛みに悩まされた経験はありません．ケガや腹痛を伴う病気などは人並みに経験していて，痛み自体を経験していないわけではありません．特に医師になってからの私の痛みに対しての認識はかなり揺れ動いています．それはそのまま臨床現場における痛みへの対応の揺れも表していて，そのときに私に出会った患者さんには申し訳ないことをしていたと思います．

[幼少～青年期]

　私が生まれ育った家はいわゆる整骨院です．おかげさまでわりと流行っていて，毎日たくさんの患者さんが通ってきていました．整骨院に来るほとんどの人はどこかが「痛く」てやってきます．そう考えると幼少期から痛みを抱えている人が近くにたくさんいたということになります．その幼少期の体験が私の現在の思考にどのような影響を与えたのかは検証の術もありませんが，他者の痛みとの接触が日常的であったことは開示すべき遍歴のひとつだろうと思います．

　整骨院で思い出すのは，待合室の風景です．どうしてか，やたら早く来る人がいるのですよ．そのために両親は早くから待合室だけは開けていました．診療開始の1時間とか，場合によっては2時間も前にやってきて，新聞を読んだりしています．そして他の患者さんがやってくると，なんだか楽しそうに会話が始まります．ちょっとした社交場のようになっていたのだと思います．ここには少なくとも悲愴な表情で痛みに耐えているという人はいません．きっとどこかは痛いところがあるのでしょう．会話の内容は聞いたことはないのですが，ひょっとしたら痛い人同士が痛みを共有することで楽になっている，そんな場だったのかもしれません．しかし，場や状況に依存して痛みが癒されたり，悪化したりするということを目の当たりにしていたことは，それ相応に私のなかの痛みのイメージに影響を与えた可能性があります．

　擦り傷，切り傷，予防接種……，自分自身のこととして捉えられる痛みの経験は人並みであろうと思います．いわゆる「痛み」ではないのですが，ちょっとした入院をしたことがあって，そのときのことはよく覚えています．小学校のときのことです．友だちとバッグを振り回してふざけ合って

2. 構造化に至る軌跡の提示としての自己開示：志向相関的自己開示

いた際に，友だちのバッグ（なかには音楽で使うリコーダーが入っていました）が私の後頸部に当たりました．その後から両手に力が入らなくなり，鉛筆やお箸も持てなくなりました．ふらついて歩くのにも苦労しました．近所の診療所に行ったのですが，しばらく経っても症状が変わらないため，総合病院を紹介され，そこに入院しました．今だったら頸椎の MRI などを撮るのでしょうが，30 年以上前ですからまだ一般的ではなく，大した画像検査はされなかったと思います．相変わらず手に力が入らず，ふらついて歩いていたのですが，他に具合の悪いところもなく，元気な患者に見えていたのだと思います．

入院して 3 日目くらいに，付き添っていた母親が医師に呼び出されました．帰ってきた母親は珍しくとても腹を立てていて，私はそのまま家に連れて帰られました．あとから話を聞くと，どうもその医師に「息子さんは仮病だ」と言われ，怒って帰ってきたとのことでした．医師の（当時のレベルの）見立てでは，身体的に説明できる症状ではなかったのでしょう．身体には問題がない，だから精神的なもの，子どもだから学校に行きたくなくて病気のふりをしている（＝仮病）のだろう，そういう見解だったのだと思います．仮病という言葉の意味はもう理解できる年ごろでしたので，子どもながらにショックでした．つまり，嘘をついている，と言われているわけですから．

その後も症状は続きましたが，自宅で 2 週間ほど静養するうちに徐々に改善し，無事学校に戻りました．整形外科を経験したあとであれば，非骨傷性の頸髄損傷の可能性があることがわかります．当時この疾患概念にコンセンサスがあったかどうかはわかりません．また，当時の特に画像診断技術を考えれば，見抜けなかったことは仕方ありません．

このエピソードが示していることは，やはりこの医師にしても，客観的に調べて身体に何もなければ，気持ちの問題＝嘘だ，という悪い意味での科学的視点を持っていたということです．本書の核心部分をすでに子ども時代に経験していたというのは興味深いなと思っています．

このエピソード，実は最近まで完全に忘れていました．思い出したのは，他の病院で仮病扱いされて私のところに来た患者さんを診るようになってからです．調べても身体に異常はないから，嘘をついているんだろう，気のせいなんじゃないのか，と言われ病院を転々としている患者さん達です．

こういう人達と出会うたびに，私はこのエピソードを思い出すようになりました．誤診かどうかが問題なのではありません．しかし，幼心に30年以上経っても疼くような傷ができたということは残念ながら事実なのです．

[整形外科医として]

本格的に痛みと向き合うようになった，いや，向き合わざるを得なくなったのは医師になってからです．医師人生のスタートは整形外科でした．おそらく多くの読者のイメージに違わず，整形外科では痛みを持つ患者さんを診察することが多いです．服部ら（服部政治ほか：日本における慢性疼痛を保有する患者に関する大規模調査．ペインクリニック 25：1541-1551, 2004）による慢性疼痛患者の疫学的調査においても，痛みに対して病院・医院で診察を受けており，痛みに対する治療を継続している人（$n=647$）のなかでは「整形外科」を受診している人が45.0％と群を抜いていました．実体験でも一般整形外科診療（現在は整形外科のなかでも役割の細分化＝専門化が進み，「股関節」の専門，「膝」の専門，「脊椎」の専門，「手」の専門などに分かれており，診察する患者には偏りがあることも多い．著者はそのなかでもさらに特殊な「骨軟部腫瘍」を専門としていた）をしていると，痛みのある箇所は様々なのですが，患者さんの主訴（主となっている症状）のほとんどは痛みです．通常の医師は主訴に対して何かしらの対応を考えることが多いので，整形外科医の場合には，「痛みの部位をよくしよう」と思うことが多いということになります．実はここに痛みの理解に関しての落とし穴があるわけなのですが，それは後述することにします（☞p61 参照）．

当時の私はいっぱしの「科学者」を気取っていました．これは珍しいことではなく，駆け出しの医者は（だいたい3年目くらいが一番顕著かもしれません）経験がないぶん，自信の源をいわゆるエビデンス（科学的根拠）に求めます．プライドだけは余るほど持っているので，エビデンスに基づかない周囲のアドバイスには耳をかしません．結果，科学の視点への偏りはベテランの医師よりも若い医師のほうが強いと考えられます．そのくせ，変な遠慮深さは持っていて「痛みをよくしてあげられないのは，自分に知識や治療技術がないため」であり，「医療は進歩していて自分の知らない知見があり，まだ未知であったとしても，近い将来には科学的解明がなされるはず」と思い込んでいたりします．

こういう医師が自分の治療の限界を感じたとき（痛みであればそれがよく

2. 構造化に至る軌跡の提示としての自己開示：志向相関的自己開示

ならなかったとき）に取る態度はだいたい決まっています．まずは，自分の対応範囲外として別の医師へ紹介します．これは大抵の場合，良心的な行為ですが，こと慢性痛に関してはどこに行っても治療が困難であることも多いので，結果的に厄介払いをした構図になってしまうことがあります．紹介する先はだいたい決まっていて，精神科かペインクリニックのどちらかです．しかし，そのどちらにいっても劇的な変化は得られず，患者さんはまた戻ってきたりします．

次には患者さんのせいにします．痛みがよくならないのは本人の性格の問題であって自分のせいではない，という責任転嫁をするのです．この方法で楽になるのは医師のほうです．患者さんは楽にならないので治療とはいえません．

最後の手段として残されているのは，怒って診察室を出ていき，患者さんにはもう来るなと突き放す方法です．この最後の方法はとってほしくないのですが，残念ながら一定数存在します．2番目の対応と違うのは患者さんの痛みがよくならないのみならず，悪影響を与え，むしろ痛みが強くなることがあるということです．

当時の私は「最後の手段」はとらないにせよ，少なくとも自分のできる範囲はここまでであり，これ以上の関与は無意味だ，と考えていたと思い返します．整形外科の臨床をやっていれば，1日に多くの慢性痛を診る機会があります．たとえば，何年も腰が痛い，膝の痛みがよくならない，手足のしびれが続いている，などなど．整形外科医は外科医なので，手術という手段を持ち合わせていますが，整形外科の外来に来る人のなかで，実際に手術に至る場合はそう多くありません．痛みに関しては手術で解決しないばかりか，かえって痛みを強めてしまったり，手術に伴う機能障害をつくってしまうことを整形外科医はよく知っています．だから慎重になります．そのかわりとして，鎮痛剤が処方されたり，ブロック注射が試されたりします．これらの治療にはある程度の効果がありますが，まさに"ある程度"であって，それまでの痛みや痛みに伴って感じていた苦痛が劇的に解消してしまうようなことはまれです．また，本書のテーマである慢性痛に対しては，これらの治療はほとんど効果がないことも多くあります．いずれにしても，この当時，私の痛みの治療に対する態度は「自分のできるところまではやる，でもそれ以上は諦める」というものだったと思われます．

[緩和ケア医として]

　私はその後，緩和ケア・緩和医療の道へと進むことになりました．緩和ケアは一言でいえば「つらさに対応する医療・ケア」です．緩和ケアのイメージとして根強い"終末期"には"つらさ"が増えるので緩和ケアの必要性は増します．しかしながら，病気になったときから何かしら"つらさ"はあるはずですから，患者さんからそれを何とかしてほしいというニーズがあったのであれば，緩和ケアの出番はあるということになります．よく病気そのものの治療(disease-modifying treatment)(☞用語解説参照)と対比されるため，「治療ができなくなってから始めるのではないのか？」とか「早くから始めるって，じゃあいつからなんだ？」とか言われることが多いのですが，そもそも「いつからか」という視点で考えているのではなく，「対応が必要なつらさがあるかどうか」という視点で考えて適用しているのです．そもそもパラダイムが違うと言ってもよいでしょう．

　さて，緩和ケアにおいて痛みは言うまでもなく重要なテーマです．緩和ケアで扱うことが多いがんについては特に，痛みの治療やケアが重視されています．そして，緩和ケアに携わっている者は，相手の苦痛を多側面からみて，人間をトータルに把握することを訓練されています．これをtotal pain(全人的苦痛)(☞用語解説参照)と言います．痛みを"身体の傷"としてだけ診ずに，それにかかわっているであろう心理的な面，社会的な面，そしてスピリチュアルな面も含めて把握していくという考えです．そのように把握したうえで，いろいろな鎮痛の工夫を知っているのも緩和ケアの強みです．薬剤以外にもまわりの環境を整えたり，患者さんがリラックスすることをいっしょに考えたり，リハビリテーションの手法を使ったり，実に様々です．しかし，痛みに対してしっかり薬物療法を行うのも緩和ケアの特徴といってよいと思います．なかでもオピオイド(☞用語解説参照)をよく使用します．オピオイドはがんの痛み治療の中心的な薬剤です．緩和ケアの臨床に携わっていれば，オピオイドを多用し，使用法に習熟していくことになります．うまく使うとかなりの痛みを取ることができます．もちろん，他の鎮痛剤やブロック治療などを組み合わせてですが，文献的(日本緩和医療学会(編)：がん疼痛の薬物療法に関するガイドライン2014年版，金原出版，p41，2014)にも，また実感としても7〜8割の痛みは取ってあげられると思います．そうしてだんだんと，こんな自信を持つようになります．「たいていの

2. 構造化に至る軌跡の提示としての自己開示：志向相関的自己開示

痛みはオピオイドの調整で何とかしてあげられる」．

その自信は本書のテーマであるがんの痛みではない慢性痛の患者さんと向き合うようになって，もろくも崩れ去ります．オピオイドは最近までがんに対してだけ使われてきました．しかし近年，非がんの慢性痛に使えるオピオイドが増え，私も使用するようになりました．ぶっちゃけてしまいますが，当初私は慢性痛の患者さんも，がん患者さんと同じように，オピオイドを増やしていけばかなり痛みを取ってあげられるだろう，と高をくくっていました．しかし，それがどうにもうまくいかないのです．副作用ばかりが目立って痛みは一向に変わらなかったり，変わらないどころかかえって痛くなったと言われ，冷や汗をかいたり．もちろん，緩和ケアで会得した薬物療法以外のことも試しました．患者さんの話をじっくり聞いてもみました．しかしどれもこれもうまくいきませんでした．

用語解説

【disease modifying treatment】

疾患や病因そのものを修正（modify）することを目的とする医療の方向性．たとえば，「がん」であれば，その病因であるがん細胞をなくしたり，減らしたり，増殖を抑制したりすることが disease modifying treatment であり，がんによる症状を緩和することや，がん患者の"生きづらさ"への介入に焦点を当てた医療やケアは disease modifying treatment とは別のパラダイムである．

【total pain（全人的苦痛）】

ホスピス運動の始祖であるシシリー・ソンダースが提唱した苦しみの捉え方．一般に苦痛というと痛みなどの身体的な側面のみを指すことが多いが，ソンダースは，苦しみには身体的な要素だけではなく，精神的，社会的，スピリチュアルな要素も影響しており，これらが互いに影響しあい，全体としての苦しみ（＝全人的苦痛）を形成しているのだと述べた．この概念は，緩和ケア領域で広く受け入れられており，医療者が患者の苦しみを考えるときの基本となっている．

（参考：日本緩和医療学会（編）：専門家をめざす人のための緩和医療学，南江堂，2014）

> **用語解説**
>
> 【オピオイド】
>   オピオイドはモルヒネを含むアヘン類の鎮痛剤の化学的総称．（医療用）麻薬という言葉があるが，麻薬は法律上の分類であって，オピオイドとイコールではない．オピオイドだけど麻薬指定ではないものがあるし，麻薬に指定されているオピオイドと関係のない薬剤もある．さらには医療用ではない，路地裏で売られているいけないクスリも同じ法律で取り締まられている．

[精神科医として]

　私は緩和ケアに従事しながら，精神医学を学びました．理由は明確です．緩和ケアは身体の痛みも心の痛みも考えながら，人間をトータルに見る視点を持っています．しかし，自らを振り返ったとき，整形外科医でしたので，身体についてはある程度診る自信があったにせよ，心を診るということについて，何ひとつ基づくものがないことに気づいたからです．

　精神科臨床に慢性痛のように複雑な痛みの対応法がそのまま転がっているわけではありませんし，精神科医であれば慢性痛の人の抱える心の痛みを即座に見抜けるわけでもありません．しかし，心をいかに診るかというベースの部分は学ぶことができたと思います．

　精神科を学び出してすぐに気づいたことは，先ほど書いた精神医学の限界です．精神科医は気持ちや考えていることを見抜くことはできません（ひょっとしたらそういうことができる精神科医もいるのかも）．また，精神科にいったら悩みが立ちどころに解決するわけでもありません．あくまで，患者さんに語ってもらい，またその人の行動や表情などから，現在の問題を推測し，解決策を当人と相談することしかできません．その解決策のなかには薬物療法が含まれますが，それにしても本人との相談のなかで決まることです．いずれにしても，"精神科に行けば何も言わずとも心の痛みを楽にしてもらえる"というイメージは誤解です．しかし，私が整形外科医だったとき，自分がよくしてあげられない慢性痛の患者さんを精神科に送るときの心持ちは，まさにその誤解そのものでした．

　身体へのアプローチではよくならない，だから気持ちの問題だ，精神科

2. 構造化に至る軌跡の提示としての自己開示：志向相関的自己開示

に送ってよくしてもらおう，という間違った枠組みです．そうして送られてきた慢性痛の人はどうなっているでしょう．精神科医が診てもこの手の患者さんの多くは，明らかな精神医学的な診断がつきません．ときどき，痛みがうつ病の身体症状として現れていることがあり（☞p71 参照），その場合はうつ病の治療で比較的すっきりよくなることがありますが，それは少数派です．むしろ，精神科医がどうみても「身体の痛み」のように見え，今一度身体をみている科にお返しすることもあります．身体の面からみても，精神の面からみても，どちらとも言えない，それが慢性痛なのです．身体を主に診ている科で扱えない，精神科でも扱えない．ゆえに，こうした患者さんは行き場を失います．精神科医療を学んで，向精神薬が多少上手に使えるようになったと思いますが，それよりも，身体/精神のギャップに気づき，互いの限界を知ったことが大きな財産となりました．

[その後の私]

その後，私は緩和ケアに専念することになりますが，がんだけではなく，慢性痛の患者さんも引き続き診ていました．慢性痛をどう考えたらよいだろう，患者さんには何を言ってあげたらよいのだろう，どんな治療が適切なのだろう，ということも考え続けていました．そこで出会ったのが，本論の軸となる構造構成主義（☞p15 参照）という哲学です．

2005 年に上梓された「構造構成主義とは何か」（西條剛央著，北大路書房，2005）がこの哲学の理論書になりますが，私はこの本に 2005 年に出会いました．緩和ケアをやり始めたころで，明確な目的もなく，思想書や宗教関係の書物を漁っていたときでした．当時，哲学に対する私の理解力は幼稚園児並みでしたので，この本はまったく理解ができませんでした．そして長らく積ん読になっていました．しかし，数年経ってから再会することになりました．慢性痛以外にも様々なことに関して壁にぶち当たっていた時期でした．構造構成主義に再会することで，もう本当に目の前のもやがみるみる晴れていくような感覚を持ったことを思い出します．

慢性痛，そして痛み全体を理解するということに関しても，構造構成主義の考え方が有用なことがわかってきました．そこででき上がったのが本書です．次章ではその構造構成主義を紹介します．

3 構造構成主義とは何か

Pain × Structural Constructivism

▶ 構造構成主義とは何か

　構造構成主義は西條剛央によって2005年に体系化された哲学(思想)の理論体系です．その理論書である「構造構成主義とは何か―次世代人間科学の原理」には，構造構成主義の目的についてこのように記述があります．

> 本書は，人間科学の信念対立を超克し，建設的基盤を提供するための「理路」を提供することを目的としている．
> (西條剛央：構造構成主義とは何か―次世代人間科学の原理，北大路書房，p21, 2005)

　西條はもともと心理学フィールドの研究者ですが，たとえば，量的研究者と質的研究者の対立のように，人間科学の内部で起きている価値観や世界観，認識論の違いから生じている対立(これを信念対立といいます)を見て，その対立を解決するための論理的基盤として構造構成主義を体系化しました．結果的にこの理論がとても"原理的"であったため，今では研究領域，人間科学領域にとどまらず，様々な領域に応用されています．

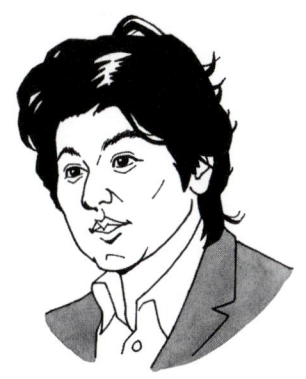

西條剛央

　量的研究者と質的研究者の対立は，本論にとっても重要な示唆を含んでいるので，取り上げておくことにします．ここでは医療における量的研究と質的研究の齟齬を対象とします(参考：木原雅子(訳)：現代の医学的研究方法，メディカルサイエンスインターナショナル，p7-11, 2012)．

3. 構造構成主義とは何か

量的研究と質的研究の対立 • • •

　量的研究は「数の科学」「実証科学」と呼ばれるように，物理や化学といった自然科学の手法を用いて，起こっている事象を数値化し，客観性・(狭義の)科学性を重視する研究の方法です．ある薬剤を使った群と使わない群にランダムに分けて効果を比較するといったランダム化比較試験などがその典型例です．それに対して，質的研究は「言葉の科学」と呼ばれます．このタイプの研究は，主に人間が語る言葉やそのストーリーを大事にし，ある人の経験やその意味を導き出そうとします．主観を重視するといってもよいと思います．主観が研究対象ですから，結果は時間や周囲や社会とのかかわりによって移ろいゆく可能性があります．医療において，アンケートの自由記述の分析(結果を点数化して統計処理するのは量的研究)，一事例の経過を追っていくような研究は質的研究に含まれます．

　このように，量的研究と質的研究は，まったく違う考え方で行われているため，しばしば対立やお互いに対する批判が生じます．量的研究者から質的研究者に対しては次のような批判が飛びます．「質的研究は客観的ではない」「科学的ではないので研究とはいえない」などです．逆に質的研究者からは量的研究者に対して次のような反論がなされます．「量的研究は多数決の論理であり，個別性を切り捨てている」「人間の意味世界を扱えない」などです．さて，これをみて皆さんはどう思うでしょうか．ひょっとすると，普段から量的な研究を行っていたり，量的研究の結果をよく利用する人は，量的研究側に分があると思っていませんか？　逆に質的研究を得意としていたり，質的研究の結果を重視している人は，質的研究側の言うことがもっともだと思いませんでしたか？　では，どちらの勝利でしょうか．これ，実はどちらが正しいとは決められない"問い"なのです．比べるのがおかしい，もしくは同じ世界観で比較できないものというのが正解です．量的研究と質的研究では基づいている世界観がまったく違うからです．

量的研究の背景は(論理)実証主義 • • •

　量的研究は(論理)実証主義・客観主義(☞用語解説参照)に基づいた研究です．これは簡単にいえば，客観的な実在が存在するという立場です．目の前にあるものが実在している，つまり自分とは切り離された"唯一の客観的なモノがある"という認識・世界観が近代以降の人間の自然な態度です．ですからこれを自然的態度(☞用語解説参照)と言ったりします．

　自然な態度ですから，通常，このような世界観をもって世の中を認識している

ということに気づいていません．先ほど，量的研究に分があると思った方は，この世界観にどっぷりと浸かっている人の可能性があります．そんなことは気づいている，もしくは，俺は別の世界の見方をしている，という人がいるかもしれません．しかし，ここで重要なことは少なくとも誰かが量的研究を語る場合，背景には（論理）実証主義的なモノの見方があるということです．

用語解説

【（論理）実証主義】

有益な知識として科学的知識のみを認める思想的潮流．（論理）実証主義では，まず経験的に確認される事実の規則性によってのみ現象を説明しようとする．そして＜実証的＞という言葉は＜正確＞を意味しており，（論理）実証主義は見い出された法則によって正確な未来予測が可能であり，それゆえ＜有用＞であると主張する．科学革命以来の科学の進歩を受けて成立した考えであるため，「科学」とも密接な関係を持っている．思想史において自ら実証主義を名乗ったのは，オーギュスト・コントとその弟子のみだと考えられているが，（論理）実証主義的態度は科学の時代の時代思潮とも言うべきものであって，現代まで続く一般的なものの見方となっていることに留意すべきである．

（参考：岩波　哲学・思想事典，岩波書店）

【自然的態度】

フッサールおよび現象学の用語．我々は通常，事物や目の前に広がる世界が，我々の意識とは独立して存在していると信じている．これは通常，無意識的な態度，構えである．この世界の存在を自明のこととして疑わない（意識していない）素朴な日常的見方のことを自然的態度という．

（参考：岩波　哲学・思想事典，岩波書店）

質的研究の背景は（社会）構築主義

一方，質的研究を支えているのは構築主義（もしくは社会構築主義）（☞用語解説参照）という世界観です．構築主義はその名の通り，物事・実在は構築されるものと考える世界観です．構築主義では（論理）実証主義でいうような"唯一の客観的真実"などないという立場をとります．目の前にある実在は，客観的唯一の存在ではなく，それぞれの人のそれぞれの見方によって構築されているものと考えます．科学を信じ，自然的態度が芯までしみこんでいる人にとっては，実在が人によって変わるという話は受け入れがたいかもしれません．しかし，そういう人で

3. 構造構成主義とは何か

あっても，同じ相手と同じテーマの会話をしたとして，会話のタイミングやそのときのその相手との関係性などによって，内容やときに結論すら変わるということは経験的に納得できるのではないでしょうか．この体験は構築主義そのものです．誰のなかにも構築主義的な世界観はあるのです．

先ほど質的研究の言い分が的を得ていると感じた人は，構築主義的な考え方に慣れている人だと思われます．ここでも重要なのは，<u>誰かが質的研究を語るとき，その背景には構築主義的世界観があるということ</u>です．

用語解説

【構築主義（社会構築主義）】

「現実は言語により社会的に構築される」という認識形式からなる認識論．科学（≒実証）を絶対的なものとして受け入れる風潮が強くなった時代において，その絶対性を脱構築（相対化）しようとする流れと理解される．外部に客観的な実在が在るという客観主義を破壊するポストモダニズムの思潮の代表格．その性格上，徹底された構成主義はニヒリズムやペシミズムへと陥る危険性を孕んでいる．

（参考：西條剛央：構造構成主義とは何か—次世代人間科学の原理，北大路書房，2005）

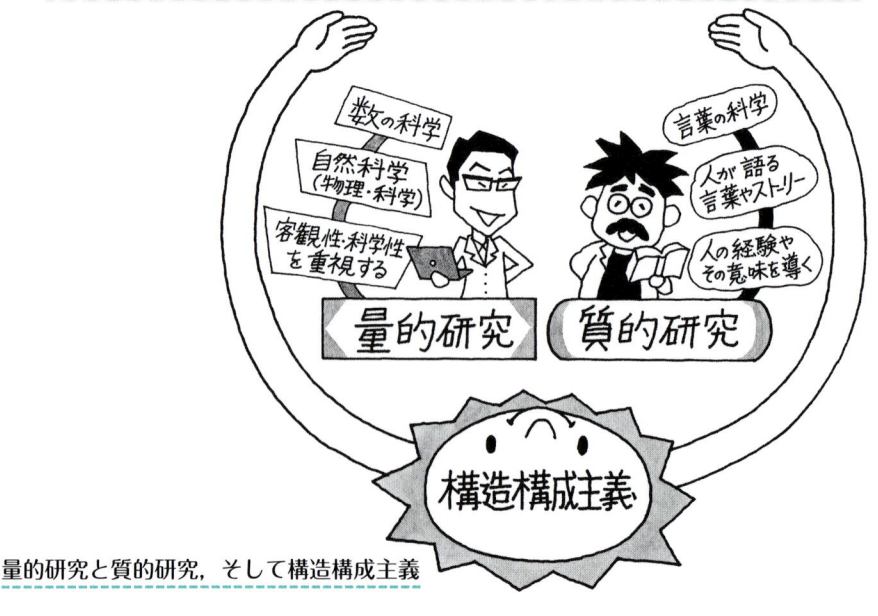

量的研究と質的研究，そして構造構成主義

構造構成主義は違う世界観，世界認識を持つもの同士がわかり合うための理論

　量的研究と質的研究はこのように，ある意味，正反対の世界観を背景に持っているにもかかわらず，それに気づかないまま批判をし合っているわけです．鏡の世界に住む人と，どちらが右手かを言い争っているようなものですから，どこまでいっても解決しないに決まっています．だって違う世界に住んでいるようなものですから．この違う世界観を志向相関性（☞p39参照）などの原理を用いて，メタレベルから俯瞰し，違う世界観，価値観，認識論を持つものどうしがわかりあうための考え方が構造構成主義なのです．

構造構成主義は多元論

　構造構成主義は多元論である，という言い方もできます．多元論は前述の（心身）二元論（☞p2～3参照）と対比して考えるとわかりやすいでしょう．二元論は，心と体，善と悪，量と質のように，互いに相いれない2つの対立した原理によって，世界を説明しようとする立場，もしくはその考え方のことを言います．「科学」という営みが，この二元論に基づいて発展してきたことはすでに述べてきた通りです．人間はどうも二項対立で考えるのが好きなようです．これは西洋思想に限ったことではありません．古代インドにおいても，人間を精神原理（プルシャ）と物質原理（プラクリティ）に分ける二元論が存在していたようですし，中国思想である「陰陽」の考え方は日本人にもなじみ深いものでしょう．日常においても，白と黒，西洋と東洋，敵と味方，与党と野党，イケメンとブサイク，吉本と松竹というように，我々は，何かにつけて二元論で世界を見ようとしがちです．二元論の欠点は，2つのものを対比させると，我々がどうしても，そのどちらかが正しく，もう一方は正しくない，もしくはどちらかが勝ちで，どちらかが負けというイメージをしてしまうことです（このことについては☞p53「問い方のマジック」も参照ください）．

　多元論では，物事の本質，真実は同時に多数存在していて，世界は相互に独立したたくさんの原理や要素から成り立っているという立場をとります．多元論の源をたどると，古代ギリシアの哲学まで遡ります．エンペドクレスは，世界の根本原理を「地・水・火・風」の4つであると考えました．この4つのどれかが1つで世界を説明できるのではなく，これらが結合したり分離したりすることで，物が生成されたり消滅したりするのだとしたのです．4色の絵の具を様々に配合

3. 構造構成主義とは何か

して，多様な色を作り出すようなイメージでしょうか．このときまでは，人間は世界を多様な色を使った複雑な「構造」として見られていたのかもしれません．しかし，その後，特に近代になり，デカルトを発端とする還元主義（☞用語解説参照）に依拠する「科学」が台頭し，複雑な現象や物事も単純な要素に分解していけば，すべてが説明可能だ，という変な自信を人間が持ってしまいました．この時点で，世界を「多元的に見る」という感覚はしばらく失われていました．ですから，多元論が再び論じられるようになったのは，本当にごく最近（20世紀後半）です．そんな難しいことを考えずとも，現代に生きる私たちは（現代に生きているゆえに），世界や物事を多元的に見ていることが多いです．それぞれの個性は大事にしたいと思うでしょうし，盗人にも三分の理があることも知っています．同じ薬を投与しても，患者によってその効果はまったく違うこともわかっており，人間がいかに複雑なものか身に染みているはずです．そうしたグラデーションで捉えるしかない世界や物事を，多元的な「構造」として見る方法のひとつが構造構成主義です．

用語解説

【還元主義（要素還元主義）】

物事を，より単純なもの，下位の階層のものに置き換えようとする，もしくは置き換えられると考える立場のこと（還元の英訳は「削減」意味する reduction から来ており，概念や法則の複雑さを減らすという意味で理解ができる）．

還元主義の歴史は古く，本文に書いたエンペドクレスの「地・水・火・風」の概念もある意味での還元である．しかし，還元主義の立場が明確になったのは，近代になってからである．デカルトが，世界を機械に例え，部品をひとつひとつ研究し，のちに統合する方法をとれば世界も理解できるとしたことが発端と考えられている．それに対して生命現象や自然界の全体的秩序，社会の成り立ちなどは，要素や個人に還元できるものではないという対立論が生まれた．それゆえ，還元主義者という呼称は，物事を要素に分解して全体像を見ようとしない人に対しての否定的な意味で使われることも多い．

（参考：岩波　哲学・思想事典，岩波書店）

▶ 原理とは

　ここで,「原理」という言葉を整理しておいたほうがいいと思いますので説明しておきます．日本語の原理という言葉は，まるっきり正反対と言ってもいい2つの意味を持っています．日常生活ではこの点は曖昧でもいいかもしれませんが，本書は一応理論書ですので，ここを蔑ろにはできません．

　原理には次の2つの意味があります．①物事の根本原則，もののよって立つ根本法則．英語でいえば principle のことです．②宗教上の原理主義．こちらは英語でいうと fundamental-ism となります．哲学でいうところの原理は①になります．哲学は①の原理を追求する学問と言ってもいいかもしれません．哲学の原理は，かつてデカルトが行ったように，根本の根本まで遡ったとき，もうこれしか言いようのないという物事の根本です．「偉い人が言っているからそうなんだ」ではなく，誰もが論理的に考える限り，「悔しいけどそうとしか言いようがないよね」というものが哲学原理です．より深い原理が登場したとき，古い原理はそれに置き換わります．誰でもその原理を見直し，批判的に吟味することが可能です．このように開かれていることが，哲学原理の特徴です．

　一方で原理主義でいうところの原理は，イスラム原理主義に代表されるように，経典との齟齬を一切許さず，経典の記述通りに生きることを強制する自由度のない考え方を指しています．信者はロジックではなく，経典を，またその宗教を信じることを要求されます．先ほどとは反対に権威によって自由が排除され，閉じられた状態です．

　言うまでもなく，本書において使用される原理は①principle のほうの原理です．

▶ 構造構成主義の中核原理を理解しよう (表1)

　構造構成主義はひとつの原理からなるモノトーンな哲学ではなく，様々な哲学の集まった，哲学百科事典のようなものです．グルメリポーターの言葉を借りれば「これは哲学の宝石箱や〜！」なのです．実際に，私は結果的に，構造構成主義が哲学の入門書かつ事典となり，それから関連する他の哲学にあたっていきました．ですから，本書で構造構成主義の内容すべてを紹介することはできませんが，中核となる4つの原理と，その他に本論にとって重要な3つの原理を紹介しようと思います．

3. 構造構成主義とは何か

表1 構造構成主義の中核原理とその他の原理

【構造構成主義の中核原理】
① 現象
② 志向相関性
③ 契機
④ 構造
【その他の原理】
⑤ 戦略的ニヒリズム
⑥ 方法の原理
⑦ 問い方のマジック

　構造構成主義の中核となる原理を一言で表すと「あらゆる存在・意味・価値は現象が契機‒志向相関的に構成され続ける構造である」になります．おそらくこの時点ではちんぷんかんぷんの人が多いでしょう．でも安心してください．「現象」「契機」「志向相関性」「構造」についてなるべく噛み砕いて説明していきます．ただ，見ていただいてわかるように，これらはそれぞれ相互に関連しあって成り立っています．「志向相関性」を説明するのには「現象」や「構造」という言葉を使う必要があり，「構造」を説明するのには「志向相関性」や「契機（相関性）」という言葉を使用せざるを得ません．ですから，ここは行きつ戻りつしながら読んでください．そしてなんとかこの中核原理を自分のものにしてください．構造構成主義の中核原理ですが，本書にとっても中核になるところです．

中核原理を理解する：①現象〜立ち現れたすべてのもの・・・

　まずは「現象」です．現象とは，私たち（とりあえず人間としておきます）が経験によって感じることのできるすべての「何か」のことです．もしくは"立ち現れたすべてのもの"です．実はこの現象を説明するのは大変困難です．というよりも，本当の意味では現象は示すことができません．なぜかというと，現象は記述した時点で，何かしらの志向に相関した構造になってしまうからです（☞p39参照）．しかし，なんとか説明してみようと思います．すべての「何か」，すべての「もの」は，自然的態度（☞p31参照）で認識される実在のものだけを示しているのではありません．たとえば，夢のなかの出来事や，幻覚妄想，見間違いなどのいわゆる実在ではないものも含んでいます．夢であっても，幻覚であっても，何かを感じ取っていることに違いはありません．だから現象にはそれも含むのです．（論理）実証主義的≒科学的≒自然的態度のみでしか世の中を見られないことに付随する問題（慢性痛もそうです）を解決するために本書が書かれていることはすでに述べまし

た．ですから，スタートから客観的実在のみを対象にするわけにはいきません．構造構成主義も（というより，本書のほうが構造構成主義の援用なので当たり前ですが）現象を尊重し，現象からスタートするというコンセプトを持っています．それが夢であれ，幻覚であれ，立ち現れているすべてをまずはスタートにするのです．

　たとえば，真っ暗な部屋で何かがうごめいている気配を感じ取ったとしましょう．それはあなたを驚かせようとして隠れていた友人かもしれません．もしくはカーテンが風になびいたのを見間違えたのかもしれない．実在としては何もなかったが，あなたの恐怖心がそう感じ取らせたということなのかもしれません．この世のものではない何かが居たという可能性だってゼロではありません．はたまた，そういう夢をみていたというオチもあるでしょう．ここでいう友人やカーテン，恐怖心，この世のものではないものは，そう名づけをした時点で「現象」ではなく，すべて「構造」になります．この場面で現象といえるのは，真っ暗な部屋で感じた「何かがうごめいている」という部分です．それが見間違いであれ，夢であれ，何かを感じ取ったということは疑えないからです．

　下の図を見てください．

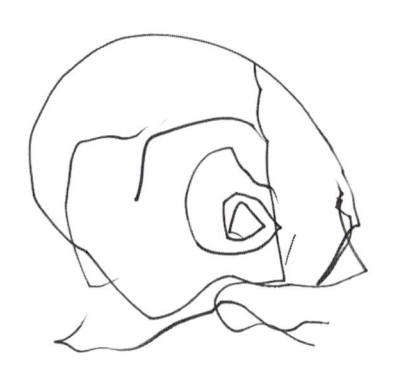

　何に見えるでしょうか．人の横顔？　オウムガイ？　何かの地図のように見える人もいるかもしれません．これは，私の2歳の息子にただ単に線を書いてもらったものです．だから何に見えてもいいのですが，ここで重要なことは，我々大人は（いや，息子も2歳とはいえ何かを意図して書いていたかもしれません），このランダムなただの線を見たときに，何かの形として理解する，いや，理解しようとしてしまうということです．実はこれが我々の「志向」です．何の志向も持た

3. 構造構成主義とは何か

ずに，単なる線の集まりとして見られた人がいたのであれば，それは現象そのものに近いものを見たということになります．

　近いものと書きましたが，これが現象を記述することの限界です．"ただの線の集まり"といった時点で，少なくともこれを線と認識できる我々人間の身体の仕組みが志向として働いています．この紙の上に落ちてきている肉眼では見えない微生物は，きっと"線"とは認識できていないはずです．しかし，線上に落ちれば，周囲が黒っぽい環境ということは認識しているかもしれません．その微生物にとっても何かしらのものが立ち現れているという点では，やはり現象です．

　原理的に物事を考えていくには，やはりスタートが確かなものではないといけません．だから疑う余地のない「現象」をスタートラインにすることが大切なのです．

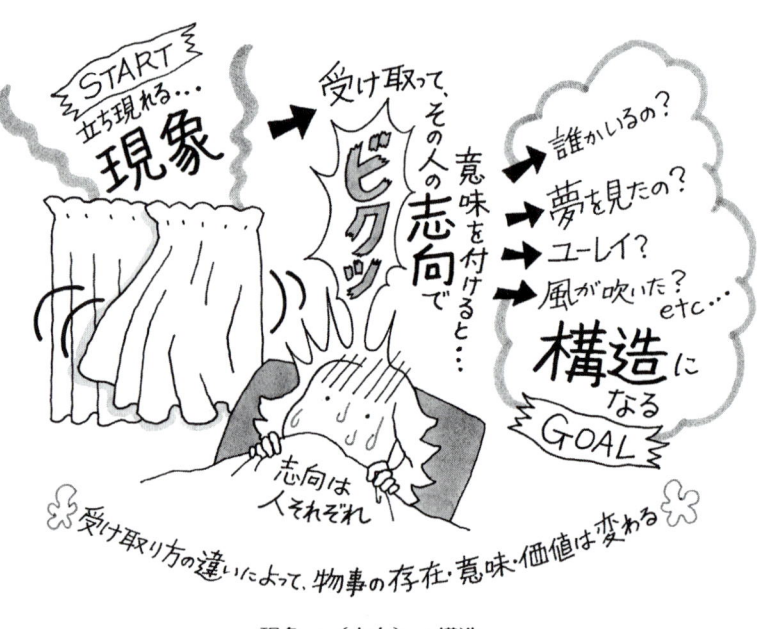

現象 → （志向）→ 構造

中核原理を理解する：②志向相関性～受け取り方が変わると世界が変わる

●現象は志向に応じて構成され続けている

次に「志向相関性」です．構造構成主義の記述で正確に書けば，志向相関性とは「存在・意味・価値は，身体・欲望・目的・関心に相関的に規定される」という原理，となります．この志向相関性が構造構成主義の中核のなかの中核の原理です．

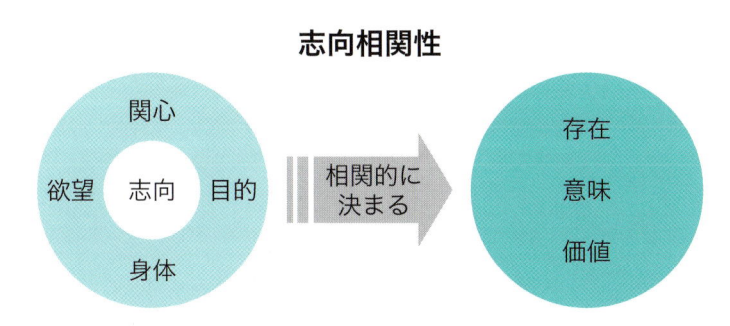

志向相関性

関心／欲望／志向／目的／身体　→　相関的に決まる　→　存在／意味／価値

存在・意味・価値は，身体・欲望・目的・関心に相関的に（応じて）規定される

本書ではすでに志向という言葉を使ってきました．たとえば，第1章では，「科学の視点」とか，「客体視」，「科学以外の視点」といった言葉を連発しました．この"視点"の部分が志向です．また，第2章では，志向相関的自己開示（☞p19参照）という言葉を使いました．読者が本書を読み進めていくのに，著者が痛みに関して，これまでどんな経験をしてきたのか，痛みというものについてどのように考えてきたか，それを知ってもらったほうが，より理解が深まり，また本書の妥当性が判断できるだろう，という意図でした．つまり，著者である私がどんな考え方の癖を持っているかを，あえて示したということです．ここでいう「考え方の癖」が志向になります．私と，とても近い視点や意見を持っている人がいたとしても，様々なものを見て，様々なことを考えていくときの視点や思考の癖（ある種の偏り）がまったく同じ人は存在しないでしょう．私の視点や考え方の癖は私固有のものです．まったく同じ志向を持って何かを認識することはできないということになります．

「現象」の説明のところで述べたように，現象は記述された時点で，何かしらの「志向」を孕んでいます．そして，その時点で「現象」は現象ではなく「構造」に

3. 構造構成主義とは何か

なります．志向がひとそれぞれ異なっているわけですから，志向に応じて（相関して）構成された構造は異なってくることになります（ほら，「あらゆる存在・意味・価値は現象が契機−志向相関的に構成され続ける構造である」という言説に近づいてきましたね！）．ざっくりした表現にすれば，志向相関性というのは，受け取り方（志向）の違いによって，物事（の存在・意味・価値）は変わる，という世界への向き合い方を言い当てている原理なのです．

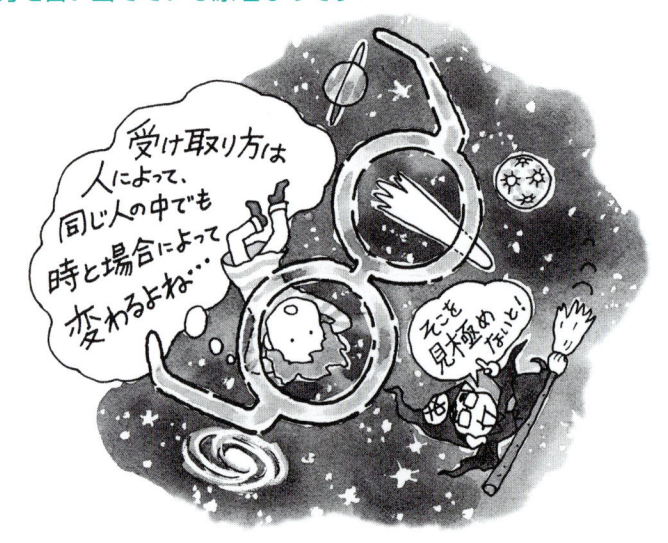

受け取り方の違いで世界は違ってみえる

● 西條の「志向性」の概念～生物以外にも志向性を適用する

この「志向性」という言葉ですが，もともとはフッサールが現象学において，その発想の基本にすえた考えです．それは，"意識があるものについての意識"であり，意識と意識されたものとが相関関係にあることを表しているもの，言い換えれば，対象（物や世界）に対して意識が向いていることを表しています．ここでいうところの「意識」とは，基本的に人間の意識を指しています．多少拡大解釈したとしても動物まででしょうか．しかし，西條の構造構成主義においては，この志向性を人間や動物以外にも拡大しています．それは，構造構成主義が，人間科学の信念対立の解消，人間科学のメタ理論の構築を目指して体系化されたものだからです．つまり，人間科学を営為とする人間同士の信念対立を解明するだけではなく，研究法同士の信念対立を扱ったり，もっと言えば，この分野の在り方

の原理を構築しようとしたため，モノや物事にも志向性の概念を当てはめて考えるほうが妥当なことだったのです．

私がいつも説明に使っているのは，たとえば，球体のものは，どんなものであれ，すぐに転がってしまう癖を持っています．その癖も志向ということができるでしょう．その逆に，今みなさんの机の上にあるコーヒーの入ったカップは動いていないでしょう．それはそのカップにそこにとどまる志向があると言い換えることができると思います．このように物にも何かに向かおうとする志向性を持ち合わせているというのが，構造構成主義において西條が書いていることです．ここであえて西條がと書いたのは，この見解―生物以外にも志向性が適用される―は構造構成主義の研究者のなかでもコンセンサスが得られているとは言えないからです．

本論は痛みという現象を広範な視点から論述するものです．たとえば，遺伝子の話が出てきますが，痛みに対する遺伝子の関与を主体である人間が向けている意識として扱うことは無理があります．そのため，本論では，志向性を生物以外にも適用する西條の「志向性」の概念を使うことにします．これは，痛みを広範な視点から述べるという目的，そしてその視点の中には，いわゆる人間の意識に属さないものがあるという状況の２つに照らすと妥当なこと（方法）であると考えています（☞p51「方法の原理」参照）．

さらに，志向性は概念を表す言葉ですので，概念としての志向性を表す場合は「志向性」を使い，すでにそうしてきたように，個別の志向性を表す際には「志向」という言葉を使うということにします．

●実例〜志向性の違いによってものの意味や価値は異なる

さて，しつこいと思われるかもしれませんが，この志向相関性，もしくは志向性の理解は本書の肝なので，さらに例示を加えることにします．下図を見てください．

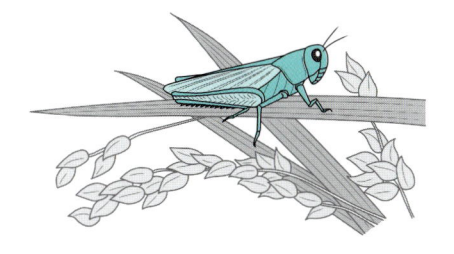

さて，これはなんでしょう．バッタ？　まあ，バッタの仲間でしょうが，稲についているので「イナゴ」です．突然ですが，これを見てどう思いますか？　目の前

3. 構造構成主義とは何か

に飛んできたら気色悪いというのが大方の印象でしょうか．実家が米農家であれば，イナゴの大発生は収穫量を減らす害虫という認識に他ならないでしょう．バッタの研究をしている人にとっては，興味深い研究対象になると思います．私はというと，イナゴを見ると「佃煮」を思い浮かべます．

私は信州生まれです．知っている方も多いかもしれませんが，信州ではイナゴを佃煮にして食べます．特別好きというわけではありませんが，小さいころには，秋になると田んぼに出かけて，食糧としてイナゴの採集をしていました．ここで，「うわ！気持ち悪！」とか「ありえねえ！」思った人，そういう人は自分の信念や価値観から出ることが苦手で，他人の志向を認め難い人かもしれませんので，この志向相関性の原理をよりよく読むことをお勧めします．イナゴの例でわかるのは，人それぞれの志向性の違いによって，もの（この場合イナゴ）の意味や価値はまったく異なってくるということです．信州育ちでなければ，イナゴを見て"食べ物"と思うことはないでしょう．

> 【なぜイナゴを食べるのか】
> 信州人がイナゴを食べることになった経緯も興味深いです．信州には海がないため，タンパク源を確保するために食べ出したと説明されます．しかし，イナゴは少なくとも江戸時代には食べられていた記録があるようです．むろん，その時代に三大栄養素の知識があったわけではありませんので，やはり身体が欲したのではないかと私は考えています．つまり，身体の志向性が働いたのではないかということです．イナゴは身体相関的に選択された食べ物だったというわけです．

●当たり前，ゆえに重要

受け取り方（志向性）の違いによって，物事（の存在・意味・価値）は変わるという志向相関性の原理，「そんなの当たり前」と思った人がいると思います．当たり前＝そんな当然のこと言ってなんの意味があるのだ＝意味がない，とお思いでしょうか．志向相関性は練りに練られた原理であるため，誰もが否定できません．そのため「当然過ぎて意味がない」という評価になりがちです．しかし，当たり前だから，通常は意識されていないことです．意識されないと，本章の最初に書いた量的研究者と質的研究者のような不毛な対立を生じてしまいます．また，イナゴを食べている人の価値観を理解できず，いじめに発展してしまうかもしれませ

ん．当たり前だから忘れてしまうけど，とても大切なことを意識し続けるために，このように定式化しておくことが重要なのです．

中核原理を理解する：③契機（相関性）〜志向が生まれ，変わる「きっかけ」

「契機」というのは"きっかけ"のことです．なんのきっかけかというと志向が新たに生まれたり，変化したりする"きっかけ"です．構造構成主義では，この志向が契機によって生成されたり，変化する様相を契機相関性として定式化しています．物事の存在・意味・価値は受け取り手の志向によって変わる（その様相を言い当てたのが志向相関性という原理，☞p39参照）わけですが，その志向も移ろいゆくものと言えます．

たとえば，生まれたての赤ちゃんの視力は0.1以下と言われています．目の前のものがぼやっと見える程度だと考えられています．生来備わっていると思われがちな視覚（という志向）すら，このように成長とともに変化するのです．ましてや，物事の考え方，世界観といったもの（志向）は，同一人物のなかであっても変わりゆくことは明白でしょう．その変わり目，変わるきっかけが契機です．志向は契機に応じて変わりゆくわけです（契機は志向を変化させたその結果として，もしくは直接的に「構造」も変化させますが，そのことはここでは議論しません）．視覚の例における契機は肉体的成長です．成長は連続的なものですので，その都度，契機が働いて，視覚という志向が変り続けているということになるでしょう．目の病気に罹るというわかりやすい契機もあるかもしれません．また，成長の反対，老化によって視覚という志向が変わりゆくことは間違いありません．

契機にも大小があると思います．ほんのわずかな影響力しかないけれども，長く影響し続けることによって志向を徐々に変化させていくものもあれば，一回で大きく変化させてしまうような大きな契機もあると考えられます．

だいぶ昔のものになりますが「うしおととら」という大好きだった漫画があります．主人公の潮少年が"獣の槍"という武器を持ち，"とら"と名づけられた妖怪とともに，現代社会に知らず知らず蔓延っている化物退治をしていくという，妖怪ものとしてはありそうなストーリーです．しかし，そこに描かれている人間の愚かしさ，その反面としての勇気や強さが，妖怪と潮少年とのかかわりを通して伝わってくる，とてもいい読み物だと思います．その漫画の冒頭で，武器である"獣の槍"を潮少年が手に取る場面があります．潮少年はそれまで普通の中学生で，妖

3. 構造構成主義とは何か

怪など信じていなかったのですが，その槍を手にした直後から，それまで見えていなかった妖怪が見えるようになります．言うまでもなく槍は「契機」です．その契機により，世界への向き合い方（志向）がまったく変わってしまったということです．この契機は大きな契機でしょうね．

●契機を考えることの意義

前項で志向は通常意識されていないと書きました．そして，いざ意識しようとしても難しいものでもあります．自分の考え方の癖や世界観といった，長年の生活で培われてきたものを知るには，相応の自己洞察を必要とするでしょう．そういうときに，契機を考えてみることが有用です．

自分はいつからそう考えるようになったのか，または，まわりにあるどのような環境が自分の捉え方の癖をつくっているのか，と考えてみるわけです．環境は人間に大きな影響を与えます．つまり，志向を変える契機となっています．似た者夫婦という言葉がありますが，長年連れ添えばやはり考え方が似てきます．逆に親子が反発するゆえに真逆の考えを持つという影響を受けることもあるでしょう．いずれにしても，契機となっている自分の周囲の環境を考えることで，自分の志向が見えてくることがあるのです．それが本当に契機だったのかを突き詰めるのが重要なのではなく，契機を考えてみることで自分の隠された志向が見えてくることが大切なのだと私は考えています．

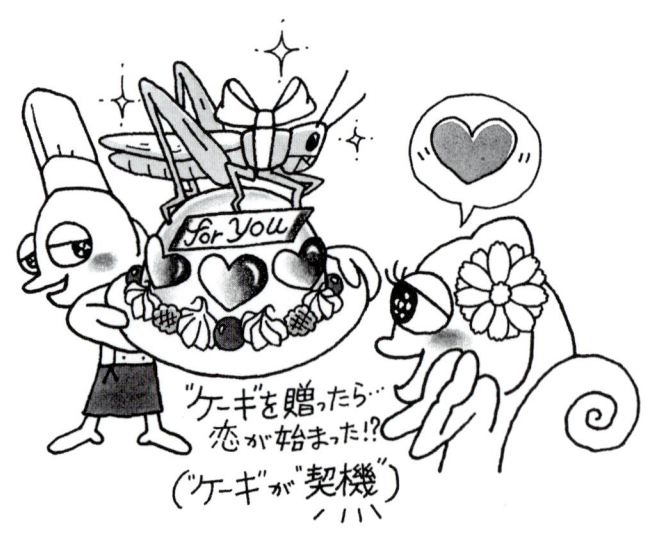

ケーキが契機で恋が始まる⁉

中核原理を理解する：④構造〜契機志向相関的に構成され続けるもの

●すべてのものは構造である

　さて，いよいよ「構造」まできました．ここまで構造という言葉も何回か使用してきたので，うっすらとわかりかけている人がいるかもしれません．

　構造と聞いて何が浮かぶでしょうか．建物の構造，物質の分子構造，医療者であれば人体の構造を思い浮かべるかもしれません．これらも，もちろん構造です．しかし，これらは狭い意味での構造になります．これらはどれも，本書でずっと払拭しようとしている（論理）実証的物質的な構造です．構造構成主義で構造を言い表せば「志向相関的に構成された（存在・意味・価値）すべて」となります．先ほどの建物，分子，人体は志向相関的に構成されたものですから構造です．物質的なものだけではなく，たとえばその建物を建てた人の情熱や，金銭的価値，そういった観念や価値も含めたうえでの構造と見ることができます．病院も構造です．その建造物だけではなく，働いている医療者，患者さん，薬，医師が処方箋を書き，薬が患者に手渡されるまでのシステムといったものまで含んで病院という構造が成立しています．この本も構造ですが，○○色の○cmの厚さといった物質的構造だけではなく，著者である私の熱い"思い"が含まれています(^_^)v．このように，観念も体験も物質も，世の中のもの（もしくはこの世のものではないもの含んで）すべては構造です．現象の項目で述べたように，現象も既述した時点で構造になってしまいます．また，志向性という概念も構造ですし，志向相関性や契機相関性という原理も構造です．

　構造は契機–志向相関的に構成され続けているものですから，移ろいゆく不安定なもので，けして一定ではありません．また，それぞれの人に志向相関的に受け取られるわけですから，人によって，または見方によって異なったものとして捉えられるということになります．すべてのものが構造で，それは一定でなく人によっても違う，となると，なんだか信じられるものが何もなくなったような寄る辺のない感覚に陥るかもしれません．実は，いったんその感覚を抱くのは真っ当なことです．その足をすくわれたような感覚からの脱し方は次項でお話ししますので，しばらく我慢していてください．ここで目指したいのは，いろいろなものを「構造」として捉えるコツを掴むことです．世の中の様々なものを構造として見ることができるようになると，視界が開けてきます．そろそろお察しのとおり，本書のテーマである「痛み」も，のちほど構造として考えていくことになります．

3. 構造構成主義とは何か

●恋愛も構造である

　構造を捉える感覚を身につけるために，またまた例えを提示しようと思います．一番わかりやすいのは「恋愛」について考えることです．恋愛も構造です．単に男女が近くにいるというだけではなく（近年は男女に限るのも問題かと思いますが，この場は男女で統一させてください），互いの想い合いがあって，恋愛という構造が成立しています．恋愛は夢みたいなもの，なんて言い方もあります．夢であっても妄想であっても構いません．とにかく「好き」と思っていれば，それはれっきとした（恋愛という）構造です．また，その想いが表情や行動に現れることによって，周囲からみても，どうもあの二人は恋愛関係（という構造）にあるということを理解します．別に恋愛関係の契約書を交わしているわけではなく（これが結婚と恋愛の大きな違いでしょうかね），恋人同士だからといってずっと手をつないでいなければいけないというルールもありません．それなのに，なんとなく「ああ，あの二人は恋人だね」というのが周囲にわかります．これが，皆さんが構造を構造として捉えているよい例です．心理学の研究で面白いものがあります．相手の「ここが好き」ということが具体的に言えるカップルは，長続きしないというものです．最初に感じた魅力が，後にその裏返しで欠点に見えてしまう，フェイタル・アトラクションと呼ばれている現象です．うーん，確かに．たった一点の強烈な魅力だけに惹かれて付き合っても長続きしなさそうですね．むしろ，どこがどうというわけじゃないけど好き，というほうが長続きしそうです．要素に魅かれたのではなく，構造を捉えて好き合っているカップルは別れないといったら言い過ぎでしょうか．

　では，恋愛という構造はどのようにして形成されるのでしょうか．たとえば，幼馴染の男女がいたとします．それまでは相手を異性として意識していなかったのに，あるところから急に眼をみて話せなくなり，二人きりでいることが気恥ずかしくなる．相手に対する志向が変わり，友人関係から恋人関係へと構造が変わります．落としたハンカチを拾ったときに手が触れあったとか，"壁ドン"されたといった漫画のような明白な契機があるわけではなく，日々のかかわりの積み重ねで徐々に魅かれたのかもしれない．または，心理的肉体的成長が契機となったのかもしれない．いずれにしても，このように契機−志向相関的に構成された構造が恋愛です．

　そして，恋には終わりもあります．相手が浮気をしたなどの明白な契機もありますが，だんだんと相手に対する興味が薄れ，いっしょにいるのが煩わしくなっ

てくる．メールの返事を返すのが億劫で，どうやって関係を戻そうかということより，どうやって別れるかを考え出す．このようにして志向が変わっていき，最終的に「別れ」という大きな構造の変化をもたらします．ここで気づいていただきたいのは，このようにして「構造」は志向性が契機によって変化させられることにより，構成され続けているということです．日々変わり続けながらも，大きく破綻することなく，一塊のものとして認識される，それが構造です．

【構造としてのT-1000】
　ターミネーターという映画をご存知ですか．その第2弾，ターミネーター2で出てくる敵を覚えている人は多いのではないでしょうか．水銀のような液体金属でできたT-1000と名づけられたロボットです．このT-1000の例は「構造」をとてもわかりやすく表しています．銃で撃たれ(契機)穴が開いても，大爆発に巻き込まれて(契機)原型がなくなっても，また元の形に戻ることができる．また，必要に応じて身体を変形させることもできてしまいます．しかし，どのように形が変わっても，ひとつの「T-1000」という構造として意識されるように映像が作られています．このT-1000のように，その都度，形や意味するところが移り変わっても，一塊として認識されるもの，契機-志向相関的に構成され続けるものが「構造」なのです．

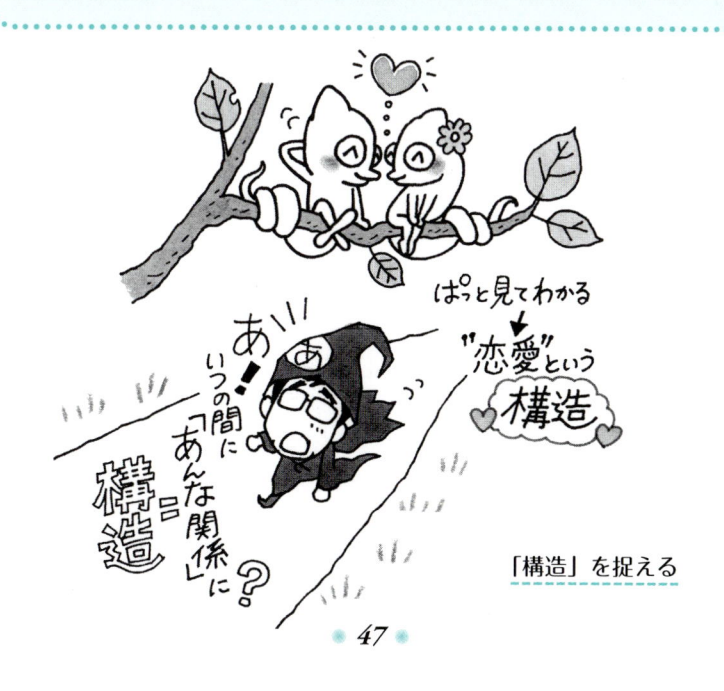

「構造」を捉える

3. 構造構成主義とは何か

　これで構造構成主義の中核原理を一通り説明しました．ポイントは，現実だけではなく，夢も幻覚も含めた「現象」からスタートすること，そしてその現象は何らかの「志向性」に基づいて構成されて「構造」になること，受け取り方（志向性）の違いによって，物事（の存在・意味・価値）は変わる，という世界への向き合い方を「志向相関性」ということ，志向は「契機」によって変化すること，そして，物事を「構造」として捉える視点を持つことが重要であること，です．第4章では，いよいよ，これらの原理を用いて『痛み』を根本から見直し，定義し直してみようと思います．

▶ その他の原理

　4章に入る前に追加で3つの原理（考え方）を紹介しておきます．「戦略的ニヒリズム」は，先に紹介した構造構成主義の中核原理を応用していく際に持っていてほしい"態度"です．この"態度"がないまま構造構成主義を使うと本当にニヒリズムに陥ってしまうかもしれません．「方法の原理」と，「問い方のマジック」（を意識する）は，言ってみれば"普段使いの"哲学です．非常にわかりやすく定式化されている考え方ですので，日々の生活や仕事の各場面で自分の考え方を見直すのにとても役立ちます．本論で使用するためだけではなく，身近にすぐ使える哲学として紹介することにしました．

▶ ⑤戦略的ニヒリズム～あえてニヒルからスタートする

そもそもニヒリズムとは

　これは，戦略的にあえてニヒルなところからスタートするという"態度"のことですが，まずはニヒリズムの説明からしなければならないでしょう．
　ニヒリズムは虚無主義などと訳されます．物事や人間の存在，意味や価値といったものはすべて相対的なものであるから，正しいものや信じられるものなど何もない，だから「世の中はすべて無意味だ」と無気力になってしまうことを言います．こうした寄る辺のない感覚は，我々が正しいもの，完璧なものを追い求めていたにもかかわらず，それが達成されないとわかったときにもたらされます．

【ジグソーパズルでニヒルになる？】
　たとえば，ひと月かけて完成にこぎつけたジグソーパズルの最後の1ピースが，どこをどう探してもなかったとしたらどうでしょうか．きっと，「俺のひと月はなんだったんだー！　意味のない時間を過ごしてしまった」と思うのではないでしょうか．冷静に考えれば，それもまったく無意味ということはありません．少なくとも暇つぶしになったわけですし，ピースがはまっていく喜びを感じていたでしょう．最初から，1ピース足りないことがわかっており，あくまで頭の体操として楽しんでいたのであれば，無意味と感じることはないと思います．しかし，ピースの不足を知らず，完成を目指していたゆえに，そのギャップに落胆するのです．ジグソーパズルくらいなら諦めもつきますので，実害はないですが，これがニヒリズムの身近な例です．

　このニヒルさが過度になると，精神的な病気の範疇にすらなります．とにかくなんでも完璧じゃないと気がすまず，完全性が失われると不安症状が出て，その後ニヒルになってしまう人です．いわゆる"認知の歪み"（☞p78 参照）があるなどとも評されます．自分の計画通りに事が進まなかったといっては不安になり，どうせ私の病気は治らない，完全に治らないなら意味はない，死んでしまったほうがまし，と考えていくのが典型です．医療者であれば，こういう患者さんへの対応経験は一度や二度ではないと思います．精神病理学の観点，または生物学的精神医学の観点からも様々な説明がなされますが，私はこうした患者さんに底流して

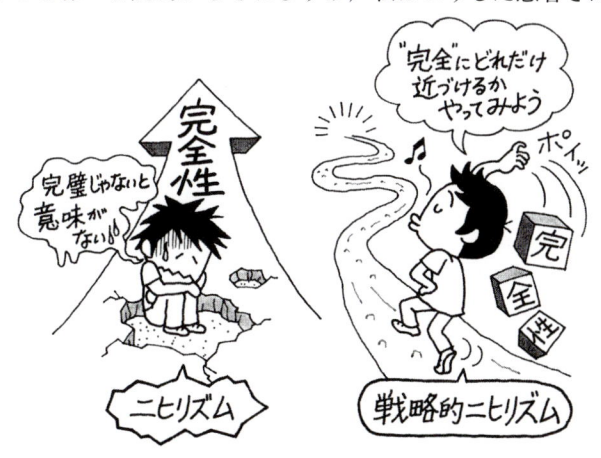

戦略的にニヒルから始める

3. 構造構成主義とは何か

いるのはニヒリズムだと考えています．ですから，これから説明する戦略的ニヒリズムは，こうした患者さんの治療としても有用な考えだと思っています．

前項，「構造」の説明のところで，世の中のすべては構造であり，すべての構造は疑いうるという記載をみたとき，寄る辺のない感覚を抱いたかもしれないと書きました．科学の絶対性，この世の実在性を信じている（信じ込まされている）人にとって，いくらでも疑いうるものを想像することは，とてもしんどいことです．その感覚がまさしくニヒリズムなのです．

あえてニヒルから始める・・・

戦略的ニヒリズムの源流はニーチェまでたどることができるようです．前掲書（☞p29 参照）にも引用されていますが，竹田青嗣はこのように論じています．

> 現代思想（ポストモダン）の根本的なペシミズム，ニヒリズム，懐疑論などはニーチェに即してひとことで言い切ることができる．それは，探求者が，〈社会〉は人間の類的本質を完全に実現しうるような状態へゆきつくべきであるという「意味」を「探しもとめ」，しかし逆にその道すじの不可能性を見い出したところから現れたものに他ならない，と．
>
> （竹田青嗣：現代思想の冒険，筑摩書房，p161，1992）

世の中のすべてのものは疑わしい，所詮は人それぞれだ，としか思えないとニヒルになるのも当然です．しかし，どうしてニヒルになってしまうのかよく考えてみると，前提として完全性を信じていたからということに気づかされます．では，はじめから完全性を戦略的に放棄してみようじゃないか，不完全なところから始めて（最終的に完璧な真実にはたどりつけないけれど），完全にどれだけ近づけるかやってみようよ！という（前向きな）態度，それが戦略的ニヒリズムです．

構造構成主義における戦略的ニヒリズム・・・

構造構成主義，また，本書では「構造」を扱っていきます．構造は幾度も述べたように，原理的にいくらでも疑えるものです．ですから，いったん完全性を放棄したうえで，より妥当な構造をつくっていくという意味で，戦略的ニヒリズムという"態度"を保つ必要があるのです．

これでもまだ「そんなこといったって，結局，真実がわからなかったら意味な

いじゃん」と言いたい人がいるかもしれません．しかし，そういう人であっても，次のような考え方をまったく持っていないわけではないでしょう．たとえば，テストで満点を取り続ける人はいないでしょうが，満点ではなくてもそれなりに意義を感じていると思います．そして次は満点がとれるように努力することでしょう．また，奏効率90％の治療があったとしたら，迷うことなく患者さんに使ってみると思います．効果がなかった10％の患者さんには別の治療法を模索するでしょう．これらはまさに，完全性を放棄したうえで，よいものを目指そうとする態度そのものであり，戦略的ニヒリズムです．あとは，この戦略的ニヒリズムを意識的に，科学や実在といった自らの世界認識にも使うことができればいいだけなのです．

▶ ⑥方法の原理〜方法のよさは状況と目的によって決まる

　方法の原理とは「方法の有効性は（1）状況と（2）目的から規定される」というものです．方法も構造ですから，方法という構造は状況および目的（という志向）に相関して構成されるという言い換えもできると思います（参考：西條剛央：チームの力―構造構成主義による"新"組織論，筑摩書房，p105-107，2015）．

> **【「方法」としてのT-1000】**
> 　この原理を説明するのに，再びターミネーターのT-1000を登場させることにしましょう．T-1000は「必要に応じて」形を変えることができます．この「必要」をきちんと述べると，「状況」と「目的」だと言えます．たとえば，主人公のジョン・コナーがエレベーターに乗って逃げようとしたとき，T-1000は自分の手をまず刃のような形にしてドアの隙間から滑り込ませ，その後フックのような形に変えて，締まりゆくドアを無理やり広げようとしました．エレベーターのドアが閉まりかけているというのが「状況」です．そして，ジョン・コナーを殺すために追いつく，というのが「目的」になります．ジョンが30秒早くエレベーターに乗り込んだという状況の変化があったとすれば，T-1000が追いついたときには，すでにジョンはエレベーターを降りているでしょうから，手をフックにするという方法は妥当ではありません．また，T-1000に指示を出している"スカイネット"（人類に反乱を起こした人工知能）から，ジョン・コナーを殺さなくていいという指示変更，つまり目的が変われば，ジョンに追いつくこと自体が妥当ではなくなります．このように，ある方法が妥当かどうかは，状況と目的に応じて変わるのです．言い換えると，妥当な方法で物事を進めるには，そのときの状況をよく検討し，たびたび目的を見直していく必要があるということになります．

3. 構造構成主義とは何か

　方法の原理を紹介しておくのは，我々が日々（特に医療現場において）行っている様々な行為の妥当性を見直すツールとして有用だからです．方法の原理の考え方も，また原理ゆえにとてもシンプルです．どういうやり方がいいのかは，その状況と目的によって変わるよね，ということです．たとえば，病院よりもなるべく自宅で療養したいという人は多いですが，緊急の手術が必要という病状（状況）で，病気を治すという目的に照らしたとき，自宅療養という方法は妥当ではありません．ある病気によく効く薬も，病気（状況）が違えば毒にすらなります．この例えくらいのものであれば，誰もが自然と"状況と目的に応じて方法を選んでいる"に違いありません．問題は，その方法がとても優れている（と思われてる）もの，普遍的と思われてるもののときに生じます．

　医療において「傾聴」（☞用語解説参照）はとても大切なものです．患者さんの言葉によく耳を傾け，査定をせずあるがままを受け止める姿勢といっていいでしょうか．医療のなかで患者さんと向き合う際には基本となる態度に違いありません．ただ，診断・評価をして治療やケアにつなげるというフェーズに入ったときには，いつまでも査定せずに聞くだけではその目的を達成できません．世の中には傾聴

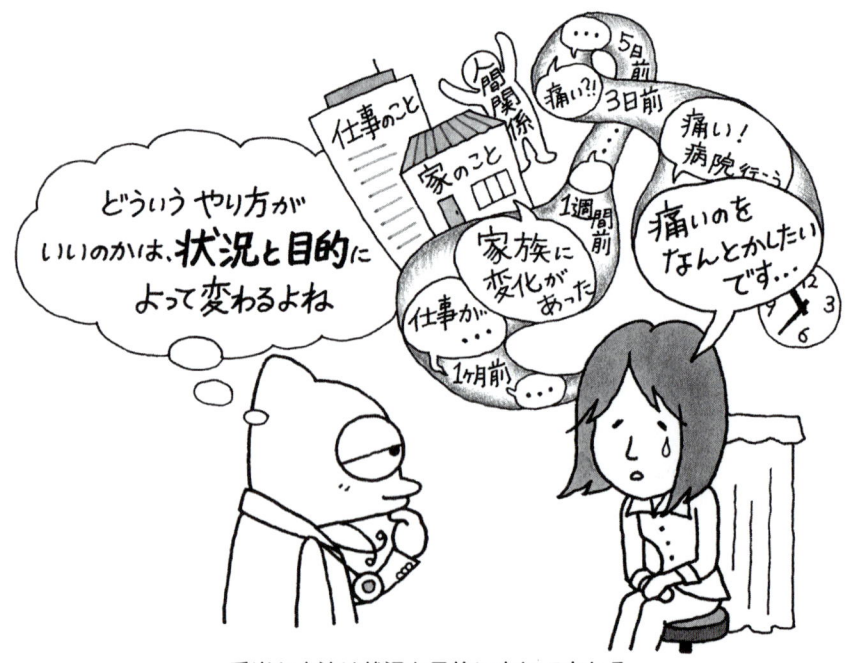

妥当な方法は状況と目的に応じて変わる

こそ絶対と思っている人も少なからず存在し，そういう人は評価がうまくできていないように思います．臨床における治療もケアも，コミュニケーションスキルすらも「方法」です．ひとつひとつの医療行為，患者に向き合う態度，それらを方法の原理に照らして見直すことは，医療の質を担保することでもある，そういっても言い過ぎではないと私は思っています．

用語解説

【傾聴】

カウンセリングなどにおけるコミュニケーションスキルのひとつ．相手のに関心をもって積極的に話を聴くこと，またはその態度のこと．相手の話にしっかりと耳を傾け，理解したことを伝え返していくことは，「あなたがあなたとして今ここに存在していることを尊重している」という暗黙の承認，支持ともなり，相手の安心感や信頼感，そして気づきを促進する．意図して行われれば，傾聴そのものが治療的行為ともなる．

（参考：藤田主一，山崎晴美（編）：新医療と看護のための心理学，福村出版，2009）

▶ ⑦問い方のマジック～どちらが正しいかという問いにはリスクがある

もうひとつ哲学のツールを紹介します．これは構造構成主義ではなく，教育哲学者の苫野の文章（どのような教育が「よい」教育か，講談社選書メチエ，p89，2011）から引用させてもらいました．このツールを紹介する理由も，方法の原理と同じく，直接的に臨床に活かされると考えているからです．我々が医療をしていくうえで陥りやすいワナへ落ちることを防いでくれる考え方だと思います．

「コーヒーは身体にいいのか悪いのか？」

「原子力は使うべきか使わないべきか？」

「在宅がいいのか病院がいいのか？」

人間はどうしてこうも二項対立，二者択一が好きなのでしょう．物事を二項対立で考えてみること自体が悪いわけではありません．そうすることで，混とんとしていたものが，スッキリと整理されることがあります．しかし，ここで問題なのは，こうした問いの立て方をすると，我々が即座に「どちらか一方が正しい」と思ってしまうことです．

3. 構造構成主義とは何か

「正義か悪か」,「するべきかしないべきか」,「よいか悪いか」といった問いは特に注意が必要です.例えに出した,在宅で過ごすべきか,病院にいるべきか,という問いに対する絶対的な答えはありません.その中間があってもいいし,時と場合に応じて両方を行き来するのであれば両方が正しいということにもなります.実際,多くの方はこのような柔軟な考え方で現場の問題を乗り切っていると思われます.

しかし,ときにこの柔軟性を忘れてしまうと,家が一番だと言う在宅側の医療者と,設備が整っている病院が安心だと信じている病院側の医療者との間で,自分の"正しさ"を主張する終わりのない議論となってしまいます.そのとき我々はまさに「問い方のマジック」にかかっているわけです.このように無用な信念対立を起こさないために「問い方のマジック」の存在を知ることは重要です.

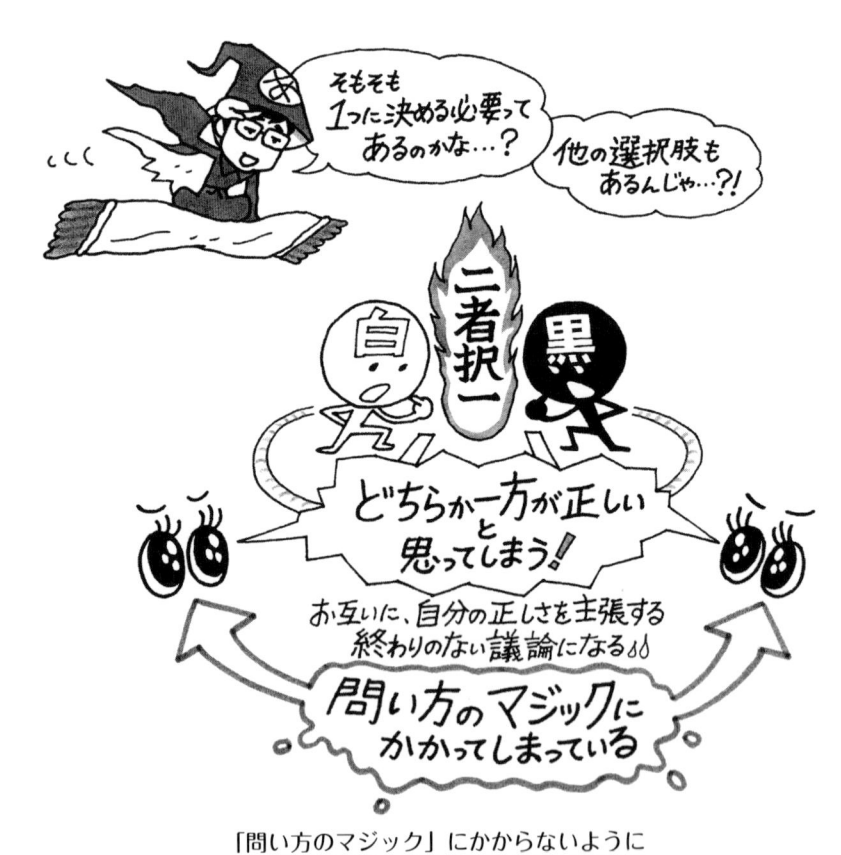

「問い方のマジック」にかからないように

もうひとつ，このマジックにかかることで困ることがあります．「あれとこれ，どちらがいいのか」という問いをすると，どうしても，あれとこれの2つの選択肢から答えを選ぶことになります．すると，第3，第4の選択肢が出てくる余地がなくなってしまいます．ある分野や組織全体がこのマジックに引っかかったらどうでしょうか．新しいアイデアが出てくる余地のない，とても堅苦しい分野や組織になってしまうことでしょう．医療全体とまではいいませんが，とある医療分野や，とある病院に限れば，見事にこのマジックにかかっているところがあるような気がします．

　2つのもの，特に白と黒のように対立するものを比べるとき，その2つを比べるのが妥当なのか，そもそもひとつに決める必要があるのかといった前提を考えなければいけないと思います．「白黒つける」「ケリをつける」という言葉があるように，どうも人間は根本的に"はっきりさせたい"動物のようです．白か黒かどちらかに決めないと尻のすわりが悪いと感じてしまう．だから，"はっきりさせないほうがいい"ようなものであっても，誘惑に負けて無理に白黒つけてしまう．曖昧なままだからうまくいっていたのに，無理に「決める」ことで新たな矛盾や対立を抱え込んでしまう．人間が思考の積み上げにより進化する動物なのであれば，あえて「曖昧にとどまる」「不安定さに耐える」という知恵を身につけるべきなのかもしれません．構造構成主義は認識のレベルを上げる（メタな視点を持つ）ことによって，曖昧さにとどまる論理を持ったものでもあると思います．

　以上のように，考え方のツールとして「問い方のマジック」そして「曖昧にとどまる」ことを意識することはとても有用です．

　これでやっと，痛みを哲学を使って見直す"準備"が整いました．次の4章では，これらの原理を利用して，構造構成的痛み論，つまり，痛みとは何かという問いに対して，これまでに誰もしたことのない新しい見解をお示ししようと思います．

4

Pain × Structural Constructivism

構造構成的痛み論

▶ 国際疼痛学会「痛みの定義」にみる限界

画期的な痛みの定義―国際疼痛学会・・・

　国際疼痛学会は痛みの研究に関する国際的組織です．痛みに関する知識について世界の総元締めといっていいでしょう．国際疼痛学会が1979年に公表した痛みの定義は，今日に至るまで，痛みを語るときの基本になっています．以下に示します．

> "Pain is an unpleasant sensory and emotional experience associated with actual or potential tissue damage or described in terms of such damage"
> "痛みとは，実質的または潜在的な組織損傷に伴う，あるいはこのような損傷があるという言葉をもって述べられる不快な感覚・情動体験である"

　この定義は2つの点で画期的でした．（と，私は考えています）

　ひとつは痛みを「体験」としたことです．この定義には注釈がつけられています．その注釈にも記載があるのですが，痛みは本人の主観的な体験であるとしたのです．本人が現に痛いと捉えている不快な体験を，まず「痛み」として認めようということです．すでに述べてきたように，世の中には認めてもらえない痛みがあります．"科学的・医学的に"調べても何の異常もないから痛いはずがない，痛そうに見えないから嘘をついているのではないか，といった具合に，取り合ってもらえなかった「痛み」があります．こうした状況のなか，当事者本人の体験が痛みであり，本人がそう言っているのであれば，それは痛みであるとしたところ

4. 構造構成的痛み論

は大きな進歩であったと考えられます．

　ひとつめの点と関連しますが，もうひとつ画期的だったのは，実質的な損傷がなくとも，そういう損傷があると本人から述べられているものも痛みに含めるとした点です．まず本人の言っていることを信じなさいという，ある種の対応姿勢を述べたところから一歩進んで，痛みというのは実質的な損傷に伴う感覚異常だけではなく，実質的損傷のない心理的な体験をも含むと明言したことになります．これにより，それまでは「気のせい」としかされてこなかった心理的な要因を，痛みのマネジメントに組み込むことが可能となりました．

国際疼痛学会が痛みに対する（論理）実証主義的視点を強めた？

　しかし，この定義には限界もあることを指摘しなければいけません．この定義で気になるところは，tissue damage（実質的な組織損傷）と described in terms of such damage（このような損傷があるという言葉をもって述べられるもの）が "or" でつながれている点です．実質的損傷と，損傷はないけどそう言っているものを対比し，そのどちらかと言っています．もっと端的に言えば "身体か心か" と問うていることになります．言うまでもなく，これは心身二元論（☞p3 参照）の構図そのものです．このようなはっきりとした二者択一は "問い方のマジック" に陥りやすく，その2者の対立構造を引き起こし，第3のアイデアが出ることを阻害します．

　原因の特定されない慢性痛の患者を，身体科と精神科の間で「身体じゃないから心の問題」「いや，心の問題がないから身体の問題」と押しつけあっている現状は，痛みの医療が問い方のマジック（☞p53 参照）にまんまとかかっていることを端的に示しています．しかし，それよりも重要なのは，心身二元論的な考え方は，結局，（論理）実証主義的な偏った世界認識（☞p31 参照）に落とし込まれるという点です．

　これは想像の域を出ませんが，国際疼痛学会が痛みを身体のことでもあり心のことでもあるとした意図は，主に迫害されている（といっていいでしょう）器質的損傷のない，他の要因が主たる痛みへの対応の必要性を説くことだったのではないでしょうか．実際，その後，神経生理学や脳科学の進歩により，今まで "気のせい" と言われるしかなかった痛みの心の側面が，一部ではあるものの，神経学的な機序として説明されるようになってきています．しかし，国際疼痛学会が言うところの心の問題は神経学的な機序とはイコールではないはずです．すでに述べたように慢性痛は，心理面（これが狭義の心の問題）にとどまらず，痛みの受け取り方や意味づけ，世界の認識の仕方をも含む，様々なもので成り立つ複合体です．

そして，こうした人間の意味や価値といった領域を（論理）実証主義的，科学的な世界観は扱えないとも論じました．すなわち，国際疼痛学会は心身の二項対立として痛みを定義することで，痛みを広く捉えるための定義づけという本来の意図に反して，結果的に痛みに対する（論理）実証主義的視点を強めてしまったと言うことができるのです．

この痛みの定義を巡る根源的なジレンマを解くには，（論理）実証主義や構築主義などの痛みの認識（痛みの見方）そのものを問い返し，そもそも痛みとは何かと考える哲学の力が必要になります．そこでメタ認識論（☞用語解説参照）である構造構成主義を使って解いていくことになります．

> **用語解説**
>
> 【認識論】
> 　主に人間が世界の諸々のことをいかに認識するかという問題をテーマとする哲学の一分野．中心的な命題は「人はどのようにして物事を正しく認識することができるのか」であり，主観と客観はいかにしてい一致するのかという主客問題は，長らく認識論上の難問であった．構造構成主義は諸々の認識論をメタで統合する機能も有しており，メタ認識論ということができる．

スローガンだけでは現場は変わらない

もう一点，国際疼痛学会の定義を見ていて思うのは，他の定義がそうであるように，"定義だけしてもダメ"ということです．1979年ですから，今から35年も前に公表されたものです．いくら日本が極東の島国であるといっても，国際疼痛学会の定義も十分に浸透していることでしょう．しかし，いまだに「気のせいだ」「嘘をついている」と言われている慢性痛を抱える人がいるのです．「こう考えるべし」というスローガンだけでは現場は変わりません．どうしてそう考えることができるのか，を原理から示し，かつ現場の実践に直接つながるような理路を提示すること——これはかなりチャレンジングなことですが——が必要です．困難なチャレンジではあるものの，構造構成主義という優れたツールを得たことにより，提示が可能になったと考えています．

4. 構造構成的痛み論

▶ 新しい痛みの定義とその意義

痛みとして立ち現れたすべては痛みである・・・

　痛みを定義する前に，構造構成的痛み論では，痛みの始まりを現象（☞p36参照）と考えます．現象は立ち現れたすべての経験です．それが現実であれ，夢であれ，幻覚であれ経験によって感じることのできるすべてが現象なのですから，痛みの始まりも現象です．記述した時点で現象は構造になってしまいますが，あえて書くとすれば，当人が「痛い」と思い始めるその瞬間が痛みという現象ということができます．

　このように現象をスタートにするのは，客観的実在（☞p68参照）をまず置くのが現代人の自然的態度（☞p31参照）であるがゆえ，我々は痛みに対峙したとき，どうしても「この人が言っている痛みは本当に在るのか」という考え方をしがちだからです．結果，器質的原因がないと判断されると，痛みは「なかったもの」とされ，（嘘をついているという意味での）"気持ちの問題"とされてしまいます．痛みのスタートは"その痛みは本当か"という問いではありません．当人の前に痛みとして立ち現れたすべては痛みなのです．

　ところで，これは詐病を擁護する論理ではありません．実質的な損傷がない痛みと詐病としての痛みはまったく違います．詐病はその病気や障害がないのに，何かしらのメリット（通常お金です）のために，「私は○○病だ」と主張したり，嘘の症状を訴えたりするものです．つまり，詐病として痛みを訴えている人に痛みは立ち現れていないということになります．ですから，痛みのスタートを現象とすることで，その時点で詐病は原理的に排除されているのです．ただ，あくまで論理としてはこのようにすっきりと区別できるのですが，臨床的に実質的な損傷がない痛みと詐病を区別するのは，相応の臨床経験と，綿密な評価が必要であることを付け加えておきます．

痛みとは構造である・・・

　構造構成的痛み論では，痛みを次のように定義します．

　　　　『痛みとは，契機–志向相関的に構成され続ける構造である』

　もうほんと，にべもない定義ですが，こういうしかありません．痛みは「構造」

です．契機，志向性に相関して構成され続ける構造です．

> **【志向の多重性】**
> そういえば，志向の多重性について，きちんと述べていませんでしたが，ひとつの構造が構成されるのに，同時にいろいろな志向が働いていると考えられます．志向性という概念も構造ですから，小さな構造が志向相関的に集まってより大きな構造を形成するとイメージしてもいいかもしれません．構造を構成するものは実証的物質的なものだけではなく，考えや観念，価値なども含むものです．そしてその構造は，主体の志向に相関して構成されるのでしたね．痛みであれば，痛みの神経伝達経路は客観的実在としての志向です．しかし，それだけが痛みを構成しているのではなく，**その人の痛みに関する遍歴，心理状態，属している文化，世界をどう認識しているか**，ということも志向として働きます．それらが合わさって，その人の痛みを構成しているのです．

「痛みには様々な要素や影響がかかわっているということはこれまでの考え方と違わないじゃないか」と言いたい人がいると思います．しかし，その既存の考え方と，今，新しく提示している痛みの考え方は次の2点で大きく違います．痛みには心理的な要因も影響を与えていると言ったとき，自然と客観的実在としての痛みの存在—痛みの神経伝達モデルを指しています—を「主」であり，心理的因子など他の因子を「従」と考えてしまっています．客観的実在を無条件に信じているのが"自然"的態度ですので，痛みについても"自然"とそう考えることは当然のことです．しかし，繰り返しになりますが，この世界認識の壁を破らない限り先へは進めません．現象をスタートにする意義もここにあると書きました．

構造構成主義の考え方は，ある意味自動的にこの壁を越えさせてくれます．すなわち，客観的実在としての感覚も，心理的側面も，痛みの意味づけも，すべてが痛みという構造にかかわる志向であるとすることで，この「主従」関係の考えから逃れることができるのです．神経伝達経路を伝わった感覚としての痛みを「主」として，心理的要因などの様々な「従」の因子が影響しているという痛みのモデルと，構造構成的痛み論における痛みの定義とでは，この点が大きく違うのです．

そして，構造は動的に変わり続ける事象と事象の関係性ですから，常に変化し

続けています．というよりも，常に構成され続けているといったほうが正確でしょう．この点もこれまでの痛みの考え方と違う点です．構造を変化させる志向は基本的にリジッドなものではないと考えます（これも，変わりやすい志向と変わり難い志向があるというほうが正確ですが）．しかし，まったくデタラメに変化し続けているわけではありません．まるでスライムのように，瞬間瞬間で変わり続けながらも，大きく破綻することなく，一塊のものとして認識される，それが構造です．

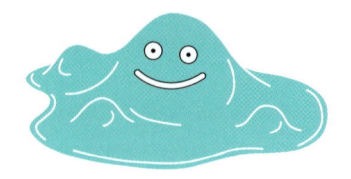

痛みをいったんこのような構造として捉えることができれば，後はその志向を探っていく作業をすればいいことになります．

▶ 理論の賞味期限？〜賞味期限の長い理論をベースに，賞味期限の短い理論を使い分ける

学問はいつの時代にも，この混とんとした世界を説明する理論をつくってきました．そして既存の理論を上回る（より世界を上手に説明する）新しい理論ができたとき，古い理論の終わりがきます．終わりといっても，まったく顧みられなくなるわけではなく，新しい理論の礎として，または歴史として古い理論も残されます．また，古い理論を使う人も一定数残されます．だから，理論の賞味期限（消費期限ではなく）という言い回しはなかなか的を得ているのではないかと思っています．食べちゃいけないのではないけども，鮮度は落ちているかもよ，ということです．

どんな素晴らしい理論にも賞味期限があります．その期限の長さはものによってだいぶ違うようです．日進月歩の医学領域においては，そのサイクルがどんどん速くなっている気がします．画期的な効果！とセンセーショナルに登場した薬（薬理学的理論）であっても，たった数年でその効果の限界が判明し，市場から消えたりします．

こうしたある個別の薬を支えている個別の理論は最も賞味期限が短いものです．しかし，個別の薬と同類の薬剤開発の背景にある薬理学や生理学の理論はもう少

し賞味期限が長いものです．

> **【「モノアミン仮説」の賞味期限切れは近い？】**
> 　たとえば，現在，抗うつ薬開発の背景にあるのは，「モノアミン仮説」という神経化学上の理論です．モノアミンというのは，ノルアドレナリン，セロトニン，ドーパミンという神経伝達物質の総称です．神経細胞はシナプスと呼ばれる連結部でつながり，シナプス間で様々な神経伝達物質をやりとりすることで，情報伝達を行っていると考えられています．モノアミンは神経伝達物質のなかでも重要な働きを持っており，モノアミン量の減少により，シナプス間の神経伝達がうまくいかなくなると，うつ病が発症するという理論です．現在開発されている抗うつ薬は，ほぼすべてがこのモノアミン仮説に基づいていますので，まだ賞味期限内の理論であると思われます．しかし，「仮説」というくらいですから，いくつかの矛盾も孕んでいます．モノアミンの減少が原因だとすれば，うつ病の人と健常な人でモノアミンの代謝産物の量に違いが出るはずです．しかし，血液や尿で代謝産物を測定してもどうも相関が出ないようです．また，理論的には抗うつ薬を投与するとすぐに脳内のモノアミン量が増えますが，臨床上，抗うつ効果は通常2週間以上内服しないと現れてきません．この矛盾も説明しがたいものです．いずれにしてもモノアミン仮説はうつ病の機序の一部しか説明できていないことは明らかで，モノアミン仮説以外の理論も提唱されはじめています．モノアミン仮説の賞味期限がくるのも間もなくなのかもしれません．

　痛みの領域において，かつてゲートコントロールセオリーという一世を風靡した理論がありました．痛みが皮膚の受容器から神経を伝って直線的に脳に到達するものだとすると，たとえば，ぶつけた膝の痛みが，誰かになでてもらうことで和らぐといった現象を説明できません．そこで登場したのが，ゲートコントロールセオリーです．心理学者のメルザックらが1960年代に提唱したものです．すごく簡単に説明すると，脊髄には痛みをコントロールする門（ゲート）となる細胞があり，痛みの情報を脳へ伝えるかどうか調整しているというものです．それまで脳に直接伝わっていた膝の痛みも，その細胞に"なでられている"という新たな感覚情報が入ると，ゲートが閉じられて，痛みが脳に伝わらなくなり痛みが和らぐという説明がされます．

4. 構造構成的痛み論

　このとてもシンプルな理論は多くの人に受け入れられ，世界中に広まりました．しかし，この理論形成の軸となる実験が厳密性に欠けること，また，その後このような調整を行う脊髄の細胞は存在しないことがわかったことなどから，現在では過去の理論となっています．このように多くの人を納得させた画期的な理論であっても，必ず賞味期限はあるのです．

　私は賞味期限が短いことをダメだと言っているのではありません．賞味期限の短い理論は，実践に即したものが多いですし，その反対に賞味期限の長い理論は観念的なものが多く，すぐに実践につながるようなものではないことがあります．しかし，一発屋の芸人のように，短期間でくるくると変わる理論に振り回されるのはごめんです．賞味期限の長い理論をベースに持ちながら，賞味期限の短い理論を使いわけるというのが理想だなあと私は思います．

　『痛みとは，契機-志向相関的に構成され続ける構造である』という理論の賞味期限はきっととても長いでしょう．脳科学の進歩によって，これまで「こころ」とされていたものが，神経学的な機序として説明されるようになっています．そうすると，その人の世界観すら脳という身体の働きに落とし込まれる日がくるかもしれません．しかし，今回私がしたことは，痛みが契機-志向相関的に構成され続ける構造であるという「全体形式」を言い当てたということですから，そのような"名づけ"（☞p111〜参照）の変化があったとしても，どちらにせよ志向性，構造という考えに包括されます．志向や構造の呼び名が変わったに過ぎないからです．痛みを構造として捉える形式性は，今のところ，少なくとも近未来においては揺らぐことがありません．このように確固たる地盤（賞味期限の長い理論）を持って痛みを考えたいと思っています．

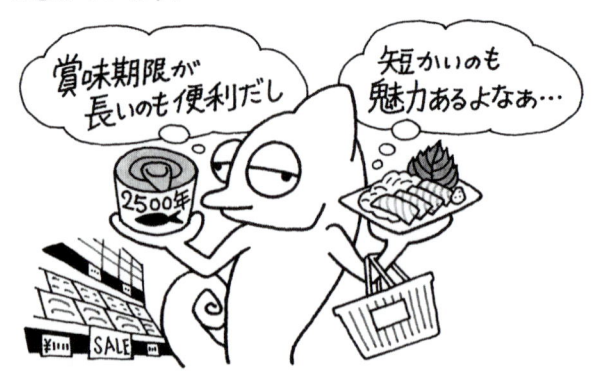

賞味期限の長い理論と短い理論を使い分ける

▶ 慢性的に続く痛み≠慢性痛症

　ここまで私は慢性痛という言葉を使ってきました．慢性痛と対になるのは急性痛です．しかしこの急性‐慢性という対比は，痛みを深く理解するという観点からは，どうもうまくありません．本書で扱おうとしている慢性痛は，ただ単に痛みが長引いているという意味での慢性痛ではないからです．この点について，痛み研究の第一人者である熊澤はこう述べています．

> 　まず知っていただきたいことは「慢性痛症」という病気の存在です．「痛み」とは，何か病気やケガがあって，その症状のひとつとして出てくるものとされてきました．
> 　しかしその痛みのもとになるケガなどが治っても痛みが治まらなかったり，それどころかますます痛みがひどくなって，生活に支障を来すほどになる場合があります．（中略）しかし痛みのしくみの研究が進んだ結果，実際にからだのなかの痛みのしくみが変化してしまって起こる，それは「痛み病」とも言うべき新たな病気であることが，科学的に証明されています．
> 　従来はただ単に長期化した痛みのことを「慢性痛」と呼んでいたのですが，本書ではそれとは違う，新たに発生した病気だということで「慢性痛症」と呼ぶことにします．
>
> （熊澤孝朗：痛みを知る，東方出版，p18-19，2007）

　慢性痛症．組織損傷の結果としての症状ではなく，「それそのものが病気といってもいい痛みがある」ということをうまく表した言い方ですね．本書でもこれに倣い，痛み病とでもいうべき特定の痛みについては慢性痛症ということにし，痛みが長引いていることを示すときには慢性の痛み，慢性痛などの言葉を使っていくことにします．
　さて，ここで「なるほど，明らかな組織損傷のある痛みを急性痛といって，実質的損傷のない，心とかを含んだよくわからない痛みを慢性痛症といえばいいんだな」と理解してはいけません．これでは例の「自然的態度」（☞p31 参照）に逆戻りです．さらに「構造構成的痛み論は慢性痛症を説明するものなんだな」と考えてもいけません．構造構成的痛み論は痛み全体を包括する理論です．それにはもちろん急性痛も含まれています．確かに組織損傷に伴う痛みは急性痛の様式をと

4. 構造構成的痛み論

ることが多く，組織損傷の結果として対応することで，おおむねよくなります．しかし，このような急性の痛みにおいて，他の要素，心理面や痛みの捉え方，文化，世界観といった志向が働いていないわけではありません．単にそれらの影響が"たまたま"少なかったというだけなのです．影響が少ないから臨床的には無視してもあまり問題にならないというだけなのです．そして，ちょっとした組織損傷など大した影響にならない，他の要因が大きい痛みがあるのも確かです．そちら側を総称して慢性痛症といっているにすぎません．構造構成的痛み論を論じていくのに，いろいろな要因がごちゃまぜになっている痛みのほうがかえって好都合であるため，主として慢性痛症を扱おうとしているのです．

痛み論の比較表

	構造構成的痛み論	従来の痛みに関する個別理論
汎用性	高い	低い
実践への直結度	時に低い	高い
理論の賞味期限	長い	短い
哲学	構造構成主義 多元論	還元主義 二元論

5

Pain × Structural Constructivism

痛みという構造理解のための切り口（志向性）

▶ ここでいう"切り口"とは

　痛みは構成され続けている構造です．ですから，痛い人を見たときに，身体のどこかにある痛みの唯一の原因を追求するようなことをせず，全体の構造として捉える訓練をしていく必要があります．まさに「木を見て森を見ず」になってはならないということです．

　しかし，人間は木の存在を知らずして森を認識することもできないものです．そこで，この章では「森」を認識する前段階として，「木」を紹介します．つまり，痛み全体を認識するための"切り口"を知るということになります．この切り口はすなわち，痛みという構造を構成する際の「志向性」となる可能性を持っているものになります．

▶ 痛みに関する様々な切り口

　さて，様々な切り口といいましたが，下の左図のように，ケーキやピザを分割するような切り口がわかっていれば，痛みの全体構造を理解しやすくなるに違いありません．しかし，現実は，右図のように，これらの切り口はかなり重なり合っ

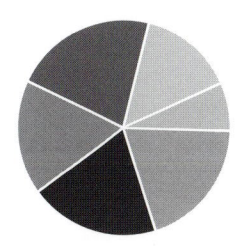

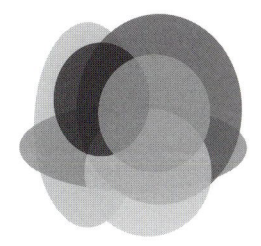

5. 痛みという構造理解のための切り口（志向性）

ているものです．まあ，それも当たり前で，痛みの全体像を完全に俯瞰し，その要素を分類しつくせている人なんていないのですから．今の我々にできることは，重なりあっていることを認識しながらも，様々な視点を得て，目の前にある痛みを様々な方向から見てみる力を持つことだと思います．

　また，これらの切り口は，目の前の患者さんの痛み（特に慢性痛症）の構造を見極める際の整理のしやすさという観点で紹介していくものです．ですから，既存の痛み論や，神経生理学，心理学，精神医学の分類とは違った部分があることをあらかじめご了解ください．

客観的実在としての"感覚"
●図鑑が示す痛みの知識

ここに1冊の子ども用の図鑑があります．タイトルは『小学館の図鑑NEO，人間　いのちの歴史』（「からだふしぎ図鑑」）．娘の机から拝借してきました．その中に痛みの伝わり方について書かれている部分があります．

> 皮ふの感覚の脳への伝わり方
> 　皮ふの感覚は大脳で感じます．例えばとげをさわったときの痛みの信号は，脊髄と視床を通り大脳の体性感覚野に送られ，ここで指先が痛いと感じます．

視床，体性感覚野，なかなか難しいことが書かれているものですね．また別の部分には「感覚は電気信号で伝わる」「伝わる速度は時速216km」と書かれています．
　この文章を読んで皆さんはどう思われたでしょうか．子どもにも正しい知識が伝わっていてけっこうじゃないか，生理学で教わった痛みの神経機構と相違ない，などと思いましたか．私はこの文章をみて，ちょっとした危機感を覚えました．
　確かに，この図鑑に書かれている痛みの伝わり方の仕組みは，ほぼ神経生理学に準じた記載として「正しい」ものです．痛みの神経機構を大人用に拡張して述べてみます．

> 　皮膚に強い機械的刺激や，寒冷刺激（15℃以下），温熱刺激（43℃以上）などが加わると，その刺激は侵害受容器において電気的な信号に変換される．この電気信号は痛覚線維（鋭い痛みを伝えるAδ線維と鈍い痛みを伝えるC線維がある）を伝わって，後根を通って脊髄に進入する．痛覚線維は外側脊髄視

床路を上行し（顔面の痛覚は三叉神経を介して橋に入る），脊髄内でニューロンを一回交代したのち，対側の脊髄視床路を上行し，視床で中継を受けてから大脳皮質に投射される（図）．

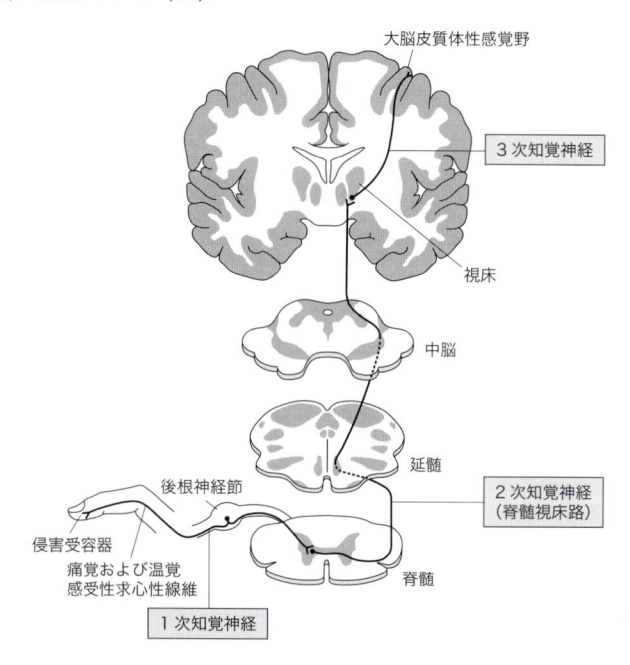

```
大脳皮質体性感覚野
3次知覚神経
視床
中脳
延髄
後根神経節
2次知覚神経
（脊髄視床路）
侵害受容器
痛覚および温覚
感受性求心性線維
脊髄
1次知覚神経
```

　これがおそらく一般的な痛みの伝わり方の理解ではないでしょうか．この説明は膨大な研究の積み上げの結果であり，これ自体に異論を唱えるつもりはありません．神経生理学的には「正しい」ものでしょう．また，最近の痛みに関する研究の結果，この古典的な神経機構を修飾する様々な経路の存在がわかってきており，情動や認知との関係も"科学的に"わかるようになってきています．今後もますます研究が進むことでしょう．痛みを理解するのに大事な"切り口"のひとつであることは間違いありません．

　しかし，どこまで研究が進もうとも，科学的な目で見ていることに変わりはありません．科学といってもあるひとつの世界観，視点に過ぎないこと，意味や価値といったものも含む構造である痛みというものは，科学の目だけでは全体像の把握に限界があることはすでに述べました（☞p57 参照）．痛みの神経機構は，もはや誰も疑わない真実，しかし，唯一の真実になってしまっています．しかし，その正しさは客観的実在を追求する科学の営みのなかでのみ成立しているものとい

5. 痛みという構造理解のための切り口（志向性）

う認識を持たねばなりません．

　さて，私が感じたある種の危機感，それはこの図鑑を見た子どもの視点の固定化に対するものです．図鑑を見るくらいの子どもですから，すでにいろいろな場面で「痛み」を経験しています．きっと子どもらしく自由なものの見方で痛みを捉えていると思います．たとえば，夢中で遊んでいたときには気づいていなかった切り傷が，それまではなんとも感じていなかったのに，傷を見たとたん痛み出したりします．その子どもは，痛みの仕組みを不思議に思い，同時に何かに集中することの意義を感じ取っていることでしょう．また，自分でつねった痛みと，人から叩かれたときの痛みの違いを経験すれば，自己と他者の違いについて考えを及ばしたりもするでしょう．このように，痛みを経験することというのは，子ども達にとって世界を広げることでもあると考えられます．そこに「痛みっていうのはね，神経を伝わる電気信号でしかないんだよ」という客観的実在である感覚としての痛みの知識が植えつけられることで，視野が狭まり，自由に世界を広げられなくなるのではないか，私はそんな危機感を抱くのです．

●感覚としての痛みを軸に据えないことの意義

　ここまできてもまだ，多くの人は痛みを上述の神経機構をベースにして考えることから抜け出せていないと思います．すなわち，痛みについて感覚の仕組みである神経機構を主，心理的側面などの影響を従とする考えです．繰り返しますが，痛みを電気的な信号と捉えるのは，科学の視点であり，イコール（論理）実証主義・客観主義（☞p31参照）のものの見方です．このものの見方が，今日では多くの人に自然に根付いているものであるため，これを「自然的態度」（☞p31参照）ということもすでに述べました．ですから，自然体で考えれば，多くの人が痛みを客観的に捉えることができる神経の伝わり，電気信号だと思うのは仕方ないことです．そして，おそらく日常に起きているほとんどの痛みは，この自然的態度のままでいても，問題を残さずよくなります．時間とともによくなるものもありますし，医療の手を借りるとしても，客観実在である痛みの神経機構に作用する薬剤や手技（すなわち，鎮痛剤やブロック治療など）を用いることでよくなるのです．しかし，世の中には，その世界観のままではよくならないどころか，その世界観から抜け出せないこと自体が悪さをしている例外的な痛みがあるのです．それらの痛みの多くは慢性痛症と呼ばれるものに含まれています．

　本書は痛みを原理から見直すことを目的としていました．原理とは，これ以上どう考えてもそうとしか言えないよね，というレベルまで徹底的に磨かれた論理

のことをいいます．だから，例外があってはいけません．経験則の積み上げからできた理論には必ず例外があるため，それは原理ではなく，「個別理論」（☞用語解説参照）というべきです．個別理論はある特定の状況にしか当てはまらない理論です．それに比べて，原理に基づく理論は，一度手に入れれば，それはどのような状況にでも応用がきく，最強のツールになります．本書のテーマである痛みであれば，今後自分が，もしくはサポートする相手の痛みがどのようなものであっても（これまでの個別理論が太刀打ちできなかった慢性痛症のような痛みであっても），構造構成的痛み論は応用が可能ということになります．

さらに，原理は誰が考えてもそうとしか言えないというところまで練られたものであるがゆえ，どんな立場や専門分野であっても，また，どんな主義を持つ人であっても共通に了解ができるということでもあります．痛みの分野においても，生物学的な研究者と，文化人類学的な研究者の間，または研究者と臨床家の間などにある種の対立構造があります．構造構成的痛み論は，こうした立ち位置の違う人達が，その壁を越えて協働する礎としても機能することになるでしょう．そうした意味では，構造構成痛み論は「人間科学の信念対立を超克し，建設的基盤を提供するための「理路」を提供する」という構造構成主義の本来の目的をピュアに受け継いでいるものになっていると思います．

用語解説

【個別理論】

メタ理論や統一理論に相対して，物事や状況に個別に適用される理論のこと．メタ理論は普遍性を目指すゆえに，それそのものだけでは，実用性に乏しい．個別理論は実践的有用性，即時性があるが，そのぶん俯瞰的な理論とはならないという特徴がある．

痛みと抑うつ

痛みと抑うつの関連は以前から指摘されています．痛みが続けば，つらく落ち込んだ気分になるだろうと考えるのは，普通の感覚ですよね．この「抑うつ」というのは，通常そうした「気分」のことを指しています．落ち込んだ気分，どうにもやる気が起きないなどの"気持ち"のことを表しているということです．「抑うつ気分」と書くこともあります．一方で，抑うつ状態，もしくはうつ病という言葉もあります．これは，一時の気持ちとしての抑うつではなく，抑うつを含む様々

5. 痛みという構造理解のための切り口（志向性）

な症状が合わさり，それが持続した状態を指す言葉です．

うつ病で生じる症状を見てみましょう（下表）．抑うつ気分を含みますが，それ以外の症状も合わせて，しかもそれが持続するときに抑うつ状態やうつ病という名称を使うということがわかると思います．構造構成的に痛みを理解するためには，この抑うつとうつ病を分けて考えられることが必要です．

うつ病で生じる症状（DSM-Ⅴより）

1. 抑うつ気分（小児や青年ではいらいらした気分もありうる）
2. 活動における興味，喜びの著しい減退
3. 著しい体重減少あるいは体重増加，食欲の減退または増加
4. 不眠，睡眠過多
5. 精神運動性の焦燥または制止
6. 易疲労性，気力の減退
7. 無価値観，または過剰あるいは不適切な罪責感
8. 思考力や集中力の減退，または決断困難
9. 死についての反復思考，自殺念慮，自殺企図

はじめに書いたように，痛みは嫌な気分を生じさせます．そして，その嫌な気分は反対に痛みをより嫌な体験として意識させる方向に働きます．おそらく皆さんも，この両方を経験したことがあると思います．頭が痛いときには気分が乗らず，仕事がはかどらないでしょう．また，そういう時に誰かに仕事を邪魔されたりすると，普段より余裕がなく，いらいらして，よけいに頭が痛くなったりしますよね．痛みとはそういうものであることを，誰でも経験的に知っているのです．

しかし，気分によって痛みが左右されるという，この痛みの重要な性質は，通常「気持ちの問題」などとして軽視，もしくは無視されています．構造構成的痛み論においては，「気持ちの問題」も痛みを構成していく志向として位置づけられるので，それを軽視することはしません．気持ちを切り替えるだけでよくなる痛みはそうそうありませんが，気持ちに目を向けることは，複雑化した痛みをほどいていく一手にはなります．

そして，抑うつ（気分）と言葉は同じであるものの，別に考えてほしいのが，抑うつ状態やうつ病です．抑うつ状態とうつ病も精神医学的には分けて考えるべきものですが，ここでは分けずに論じることとして，うつ病ということにします．うつ病はその名の通り「病」であって，抑うつという気分と同義ではありません．

うつ病はどんな病気だというイメージを持っているでしょうか．心が風邪をひく病気？　それとも精神病のひとつ？　いずれにしても心や精神の病と捉えられて

いることが多いと思います．しかし，うつ病の人を診れば診るほど，これは心の病ではなく，身体の病気だな，と思うようになります．食欲がない，身体がだるい，眠れない，そして体が痛い，など，身体の症状を訴えることがほとんどだからです．とりわけ高齢になってから発症したうつ病は，その傾向が強く，身体の不調のみを訴えて来院します．若い人のうつ病のように，表情が暗く，どんよりとしていて，「僕はもうだめです……」などと言ってはきません．そのため，原因のわからない体調不良として，いろいろな病院を回ったすえ，最終的にうつ病と診断されることも多くあります．だから，うつ病は，「心の病」というよりは，「身体の病」なのです．

　実際に，約1,200名のうつ病患者を調べた研究 (Simon, N Engl J Med, 1999) によると，患者さんの69％は身体の症状のみを訴えていました．そして，その半分に痛みが含まれていました．痛みが前景に立っているうつ病があるということです．痛みの志向性のひとつとしてのうつ病，これはかなり強い志向と考えられます．それゆえ，アプローチのしがいのある志向です．うつ病の症状としての痛みが構造の構成に強くかかわっている痛みがあれば，うつ病の治療をすることが，構造を大きく変えることになります．それに比べて"気持ちの問題"としての抑うつが，痛みという構造に大きな影響を与えていることは少ないため，気持ちの切り替えだけで大きく構造を変えることはできないということになります．この点が，構造構成的痛み論において，抑うつとうつ病を分けて捉えてほしいことの所以になります．

オペラント学習 • • •

　痛みが慢性化する理由を説明する理論のひとつに「オペラント学習」（☞用語解説参照）もしくは「オペラント条件付け」というものがあります．"オペラント"というのは日本語に訳せば"報酬"です．もともとは行動科学の考え方ですが，それを痛みの臨床へ応用したものになります．「オペラント」「オペラント条件付け」などというと，とても難しいことのように感じてしまいますが，そんなに難しい話ではありません．簡単にいえば，「自分が何かしらの行動をするといいことが起こる（報酬）ことを学習すると，その行動が強化される」ということです．誰しも，「これをしたらいいことが起きる」ということがわかれば，その後も同じ行動をしますよね．飼育されているマウスも，レバーを押したら餌が出てくるということを学習すると，次からもレバーを押します．人間の場合はもう少し複雑でしょうが，

5. 痛みという構造理解のための切り口（志向性）

気に入った店ができると，なんとなくその店へ足が向くでしょう．では，この理論と痛みの慢性化とはどう関係するのでしょうか．それは，痛い状態が続くことが報酬になることがあるということです．「痛いことが報酬になるなんて」と思ったかもしれません．しかし，たとえばこんなことがあります．ちょっとした物語風に書いてみます．

　　山田たかし・ようこ夫妻はともに54歳の同級生夫婦です．1人息子は独立し，現在は夫の母親との3人暮らし．最近は夫婦で共通の話題もなく，会話はほとんどなくなっています．夫のたかしさんは妻よう子さんに興味がないかのようにふるまい，妻のしている家事に対して感謝の言葉もありません．姑はもともと家事に手を貸してくれるほうではありませんでしたが，最近はますます手伝わなくなっています．ある日，よう子さんがぎっくり腰になりました．救急車で病院に運ばれ，MRIなどの検査をしましたが，画像上の異常はなく，急性腰痛症の診断で自宅療養の方針となりました．医師から2〜3週で痛みはなくなるだろうと言われました．確かに動けないほどの痛みは2〜3日で治まりました．しかし，その後3ヵ月が経ちましたが，よう子さんの腰痛は続いており，家事が満足にできません．病院に行くと，医師から「その後の生活で何か変わったことはないか」と聞かれました．よう子さんには思い当たる節がありません．基本的に安静にしていましたし，無理はしないようにしていました．ただ，変わったといえば，それは夫や姑の態度です．よう子さんが「痛い」というたびに，たかしさんは優しい声をかけるようになりました．また，姑もよう子さんを見かねて，掃除や洗濯などの家事を肩代わりするようになっていました．

　この物語でよう子さんの報酬となっているものはなんでしょうか．ひとつは「痛い」というたびに，夫が優しく声をかけてくれることです．もちろん，痛み自体はよう子さんにとっても好ましくないものです．ただ，痛みがあることにより，これまで冷めていた夫との関係がよくなったわけで，それはよう子さんにとっての報酬ということになるのです．姑が家事をしてくれるようになったのも報酬です．周囲の優しさが，かえって仇になってしまっている状態ということができるでしょう．

　さて，ここで重要なのは，この報酬は"無意識のうちに"報酬となっているとい

うことです．先にも述べたように，構造構成的痛み論において詐病，つまり実際は痛くないのに何らかの自分のメリットのため痛いと言っているものは，論理的に排除されています．よう子さんは真に痛みを感じており，自身の痛みを長引かせている「報酬」には気づいていませんでした．得をしたいから意識的に「痛い」と嘘をついているものとはまったく違うのです．

　オペラントになるのは，よう子さんのような一般的に「得」と認識されるようなものだけではありません．たとえば，罪を犯していたり，何かしらの罪の意識を持っている人において，痛みの持続が（これも無意識的に）罪の償いという形で報酬となっていることもあります．

　いずれにしても，この オペラントが痛みの構造を構成する志向になっていることがあることを覚えておいてください．

> **用語解説**
>
> 【オペラント学習，オペラント条件付け】
> 　1968年，Fordyce は痛みの臨床に学習という新たな観点を導入した．痛みの慢性化にある種の学習行動がかかわっているというものである．つまり，痛みの持続によりなんらかの報酬（オペラント）を得ている患者がいると仮定し，オペラント条件付け（報酬や嫌悪刺激に適応して，自発的にある行動を行うように学習すること）でこれを説明した．
> 　（参考：清水由江，細井昌子，久保千春：慢性疼痛―身体医療と精神医療の境界疾患．精神科9：279-287，2006）

アレキシサイミア

　聞きなれない片仮名が続きます．次は アレキシサイミア（alexithymia）（☞用語解説参照），邦訳は「失感情症」もしくは「失認感情症」と言います．感情がない人ではないので，個人的には失感情症のほうを使うことにしています．これは病名ではなく，ある性質，パーソナリティーを指しています．端的に言えば，アレキシサイミアの性質を持つ人は，自分の感情をうまく認識できません．通常，我々は自分が悲しい気持ちになっているとか，晴れ晴れとしていい気分だとか，とても怒っているとか，自分の感情がわかり，現在の気持ちを他の人に伝えることができます．しかし，アレキシサイミアの人にとっては，それがとても難しいことなのです．そのため，気持ちの面での葛藤が，身体の症状として出やすい，これ

5. 痛みという構造理解のための切り口（志向性）

を身体化（☞用語解説参照）といいますが，この身体化が起こりやすいタイプの人達だと言われています．自分の気持ちの不調が，たとえば痛みなどの症状として現れてしまうということです．自分の気持ちや感情などに目が向けられないぶん，外的な実在のものに関心が集中します．現在の痛みに自分の感情が大きくかかわっているなどということは一切認めません．究極の実在論者といってもいいのかもしれません．ご想像の通り，アレキシサイミアの人が慢性痛症になってしまうと，その治療は大変困難です．感覚としての痛みしか認めない人達なわけですから．ただ，ここではまず，アレキシサイミアという志向があることを確認いただければいいと思います．

用語解説

【アレキシサイミア】
　失感情症または失認感情症と訳される．感情の言語化障害とされており，アレキシサイミアの傾向を持つ人は，自己の感情を認識したり，感情を他者に伝えることを苦手とする．また，自分の精神内界への関心が乏しいため，外的な出来事のみに関心が集中する．そのため，自己洞察や内省が難しく，心理療法をしても面接が深まらないとされる．
　（有村達之：痛みへのアプローチ：心療内科と認知行動療法．臨床心理学 5：472-477, 2005）

【身体化】
　広義では，本来精神的な体験（感情）あるいは症状として出現する状況において，身体の症状が出現することを指す．狭義もしくは医学的に身体化障害として使われた際には，慢性的な多彩な身体症状を訴えるが，それを十分証明する生物学的な病変が見つからない病態のことを指す．しかし，これは精神医学的な病理としての身体化のみを表わしており，文化様式も含んだ社会との相互作用として理解される必要性を訴える向きもある．
　（参考：加藤敏，神庭重信，中谷陽二ほか編：現代精神医学事典，弘文堂，2011）

転換性ヒステリー（転換性障害）

オペラント学習とアレキシサイミアが合わさったようなものが，転換性ヒステリー（転換性障害）（☞用語解説参照）です．「オペラント学習とアレキシサイミアとが合わさったもの」という考えはあくまで構造構成的痛み論の中においてだけであって，一般的な考え方ではありません．

救急外来で患者さんを診た経験のある医療者であれば，急に足が動かなくなったといって受診し，検査をしても（いわゆる器質的なものは）何も見つからないという患者さんをみたことがあると思います．そして，そういう患者さんは，その後同じ症状（発作）で何回も救急外来を受診するようになり，そのうち医療者から，厄介者の意味を込めて「あの人はヒステリーだから」と言われるようになります．まさにヒステリーという言葉が蔑視の意味で使われている例です．この点は，器質的異常がみつからない痛みの患者さんが厄介者として扱われることとそっくりです．いずれにしても，このような患者さんが転換性ヒステリーの典型です．

　では，どうしてヒステリーのようなことが起きるのでしょう．ヒステリーも意識的な詐病や仮病ではなく，精神内界の葛藤や抑圧が気持ちの問題として処理されなかった結果，身体化するものだと説明されています（この点は，アレキシサイミアと同型ですし，実際にアレキシサイミア傾向の人が多いとも言われています）．身体化することにより，ある種のガス抜きのようなことが起こっていると考えてもいいのかもしれません．問題はその後です．オペラント学習と同じように，ヒステリーにおいても，身体化（発作）を起こすことが本人とってのメリットになっていきます．もちろん，これも意識的なものではなく，もともとの気質的なものと考えるほうがいいと思います．そして，ヒステリーにおいては，その学習はより社会的な意味を持っています．ほとんどが人の目のあるところで発作が起こるのです．なんども繰り返しますが，これも基本的にはわざとしているのではありません（まあ，でも仮病とヒステリーが混ざったような人もいますね．そういうときは本人もどっちかわからなくなっています）．人の目，まわりの人の反応によって，症状が変わる，すなわち，周囲が大騒ぎし，丁寧な対応をすればするほど，症状は重くなります．ここがヒステリーの一番難しいところであり，それゆえ対応のポイントとなるところになります．

　医療者は基本的に，患者さんに優しく丁寧に対応することを求められ，そのように行動してきた人がほとんどですので，優しい対応をしてはいけないと言われると通常困ってしまいます．でも，それがうまくできないと，患者さんも困るし，医療者も困る，それがヒステリー（ヒステリー性の機序）ということになります．この対応（姿勢）のパラドクスは，のちほど定式化する「他者承認の原理」（☞p89参照）によって解いていくことになります．ここでは，ヒステリーという志向の理解でとどめておいてください．

5. 痛みという構造理解のための切り口（志向性）

> ### 用語解説
>
> **【転換性ヒステリー】**
> 　精神疾患の操作的診断法であるDSM-Ⅳ（「精神疾患の診断・統計マニュアル」米国精神医学会）では，器質的な原因が見い出せず，心理的要因が主たる原因となっている身体症状や訴えを「身体表現性障害」と総称し，その中にかつて転換性ヒステリーと呼ばれていた「転換性障害」が含まれ，また，その症状として疼痛を主とするものは「疼痛性障害」と別称で分類されている．そのため，DSMに従えば，疼痛性障害を紹介すべきなのかもしれない．また，ヒステリーという言葉は子宮を意味するギリシャ語を語源としており，女性の病気であるという誤解があり，また，しばしば蔑視のニュアンスを含むことなどから，精神医学ではすでに使われなくなっている言葉である．しかし，ここでは，疾患名ではなく，ヒステリー性の機序を理解してもらうことが重要であるため，いわゆる従来のヒステリーの特徴が先鋭化している転換性ヒステリーをあえて取り上げることにし，ヒステリーという言葉も残すことにした．

認知の歪み

　臨床心理学の領域において，考え方，物事の捉え方の癖がネガティブな方向であることを，このように言います．「歪み」という表現はどうにも好きになれませんが，すでに慣用句であろうと思いますので，このまま使用することにします．当然，こうしたマイナスの考え方は，痛みを増悪させたり，慢性化させたりする方向に働きます．人間の認知の仕方や性格を完全に分類することなど不可能ですから，認知の歪みの正しい分類方法があるわけではありません．また，呼び名も少しずつ違ったりもします．ここでは，特に痛みに関係が深いと考えられるものについて，いくつか取り上げるのみにしておきます（認知の歪みについて詳しく知りたい場合には，「デビッド・D．バーンズ（著），野村総一郎（監訳）：フィーリングGoodハンドブック，星和書店，2005」などを参照してください）．

『破局的思考』

　「この先痛みがどんどん悪くなるのではないか」もしくは「もうこの痛みは絶対によくならないんだ」などとばかり考えている人は，よくなる痛みもよくならないだろう，そう思いませんか？このように，経験をネガティブにしか捉えられない認知的傾向を破局的思考と言います．

『すべき思考』
　何につけても「こうすべきだ！」「こうでなくてはならない！」といった余裕のない基準をつくってしまう思考傾向のことをいいます．「そうあるべき」と思ったところで，「そうならない」のが人生です．痛みもそうでしょう．「痛みはあるべきではない」としたところで，痛みはなくならず，かえって自分へのプレッシャーになり増強することすらあります．

『過度の一般化』
　わずかな根拠や，少ない経験しかないにもかかわらず，他のすべても同じだと決めつけてしまう傾向のことを言います．痛みは多要因からなる個別的なものですが，自分の経験や，周囲からの限られた知識で「痛みとはそういうものだ」と決めつけてしまい，自分の痛みの多様な要因に考えが及びません．「知り合いは○○という薬で治ったから，○○が一番いいに決まっている」などと言って，治療の自由度もなくなります．

『自己関連付け』
　よくないことが起こったときに，すべてが自分の責任と思ってしまう傾向のことです．多くの場合，「これこれこうだから，やっぱり自分の責任だったのだろう」というようなロジカルなものではなく，「とにかく自分という人間が悪いのだ」という非論理的な決めつけをします．痛みがあるのはとにかく自分のせいだ，と思考停止してしまえば，解決法が見い出せなくなります．

『全か無か思考』
　物事を全か無か，白か黒かでしか捉えられない思考のことを言います．言い換えれば，中間にとどまれない思考ということになるでしょうか．「問い方のマジック」(☞p53参照)のところでも述べたように，「白黒はっきりさせたい」というのは人間の本質なのかもしれません．しかし，通常はこの思考に耽溺することなく，余裕のある見方ができているものです．全か無か思考の人は，痛みについても「痛みがゼロにならなければ意味がない」「痛みはあるか，ないかだ」などと，痛みの改善の経過を認めたがりません．ゆえに，改善のチャンスを失っていきます．完全性を目指した結果，それが達成できないとわかりニヒルに陥ってしまう「ニヒリズム」(☞p48参照)の世界観とも通底しますね．

　これらの「認知の歪み」を見て，「自分にもそういうところあるな」と思った人も多いと思います．それも当たり前で，誰にでも上記のように考えてしまう"瞬間"

5. 痛みという構造理解のための切り口（志向性）

はあるでしょう．それが比較的固定化しているものを歪みといっているにすぎません．また，これら「認知の歪み」が，本来的に悪なのでもありません．たとえば，素早い意思決定が必要なとき，少ない情報から一般化できることは有利でしょう．白黒で考えることが重要な場面だってあります．ですから，この「認知の歪み」というものは，ある種の「癖」とか「傾向」とか思っておいて，それが悪さをしているとき（本書のテーマであれば，痛みの増強や慢性化にかかわっているとき）に〜すなわち志向相関的に〜是正を考えるものだと思います．

いずれにせよ，認知の歪みも痛みを構成する志向のひとつです．

痛がりの遺伝子

世の中には痛みに強い，つまり，あまり痛がらない人と，痛みに弱い，つまり，やたら痛がる人がいます（もちろん，その中間もいるはずで，強い〜弱いはグラデーションで考えられるべきです．「問い方のマジック」（☞p53参照）にはかからないようにしないといけません）．この痛がり方，すなわち痛みの感受性の差異に，遺伝子が関与しており，いくつかの関連する遺伝子が特定されています．

たとえば，痛みを伝えるニューロン上のナトリウムチャネルをコードしている「SCN9A」という遺伝子がありますが，この遺伝子に変異のある人は，痛みを感じません（先天性無痛症）（Cox JJ et al：Nature 444：894-898, 2006）．無痛症の人は，痛みを感じないこと以外は正常であり，他の先天異常を合併していないことから，この遺伝子が特異的に痛みの感受性にかかわるものであることが示唆されています．

また，ドーパミンなどのカテコールアミンを分解する酵素のひとつであるCOMT（catechol-O-methyltransferase）をコードする遺伝子「COMT遺伝子」には多型性がありますが，その型によってCOMTの活性に違いがあり，それが痛みの感受性の違いに関与している可能性があります．COMTが制御するドーパミンは鎮痛にかかわる体内機構ですから，COMTの活性が高く，ドーパミンの分解が速いと，内因性オピオイドであるエンドルフィンが放出され，痛みの感受性が下がります．その逆にCOMTの活性が低く，ドーパミンの分解が遅いと，エンドルフィンの放出量が減少して，「痛がり」になります．これを示すものとして，COMTの活性が低い遺伝子型の人では，μ受容体の働きが弱く，痛みに過敏となる可能性が報告されています（Zubieta JK et al：Science 299：1240-1243, 2003）．しかし，COMTと痛みの感じ方の関係については，否定的な報告もあり，またドーパミンは鎮痛だけにかかわる神経伝達物質ではないため，COMTの活性の違いは，ストレス耐性の

違いなど,他の様々な"違い"にもかかわっており,単純に痛みの感受性をコードする遺伝子とは言い難い面があります.

　今後,こうした遺伝子をターゲットとした治療や,遺伝的多型性の違いに応じたオーダーメイド医療が,痛みの分野でも行われるようになるかもしれません.この場では,遺伝子の違いが痛みの構造を左右する志向になっていることだけ確認しておきましょう.

痛みの感じ方＝閾値・・・

　閾(いき)という言葉は,しきい,境目を意味します.生理学や心理学でいうところの(感覚)閾値は,「刺激が加わっていることを感じとるのに必要な最小限の刺激の強さの値」のことです.痛みであれば,ある人が痛いと感じる最小の痛み刺激の程度ということになりますね.数ミクロンの針を皮膚に刺したとしましょう.おそらく痛みとは認識しないでしょう.その針の太さを徐々に太くしていき,はじめて痛いと認識したときの針の太さが,その人の(針で刺されたときの)痛みの閾値です.

　この閾値が状況によって上下するという考え方がありますが,これは緩和ケアの臨床では一般的な考え方になっています.ある強さの痛みを感じている人がいるとします.たとえば,その人が不快感や,悲しみ,抑うつ(☞p71参照),怒りなどの感情を新たに抱いたとしたら,その痛みはどうなるでしょうか.おそらくより強く感じるようになるでしょう.眠れていなかったり,疲労していたりといった身体の不具合があっても強く感じることでしょう.さらには,痛みがあることで働けず,仕事を解雇になり,家族からも冷たくあしらわれる状況になってしまったら,それも痛みを強く感じる要因となるでしょう.つまり不快感,疲労,社会的孤独などの要因によって,痛みを感じやすくなった＝痛みの閾値が下がった,という考え方をするのです.

　反対に,痛みの閾値を上げる,つまり痛みを感じづらくなる要因もあるはずです.先ほどの逆ということになりますが,気分がよかったり,よく眠れて疲労回復が得られたり,人とのふれあいがあったりすれば,同じ痛みであっても軽く感じるでしょうね.だから,これらを痛みの閾値を上げる要因といいます.

　緩和ケアの臨床ではこの考えを利用して,鎮痛剤を投与するのと並行して,痛みの閾値を下げる要因を減らし,閾値を上げる要因を増やすことを考えます.話をよくきいて余計な不安や心配を減らし,よく眠れるように配慮して,人とのふれあいを意図して作ります.そうすることで,ただ鎮痛剤のみを使用したときよ

5. 痛みという構造理解のための切り口（志向性）

りも，より痛みを軽減しようとしているのです．

ただ，この考え方には本質的な欠点があります．閾値に影響する因子という考えは，あくまで主となる痛みがあり，それに影響を与えているものという意味合いになってしまっています．そして，その主となる痛みというのは，ほぼ，神経機構が伝えている客観的実在としての感覚を意味しています．これでは例の自然的態度（☞p31 参照）に逆戻りです．今一度言います．痛みという「何か」があって，それを修飾する因子（特に心理的要因は「従」なるものと考えられてしまう）があるのではありません．それらの因子自体が志向性であり，痛みという構造を構成しているのです．ですから，閾値を上げ下げする因子も立派な志向です．

痛みを引き起こす社会背景

人間は社会の中に生きています．まわりの人や社会とのかかわりなく存在している人はいませんね．日々，隣人や友人，社会の雰囲気，文化，宗教，メディアなどから，知らないうちに影響を受けているのです．痛みもこれらから影響を受けています．

●一億総強迫症!?

ちょっと刺激的すぎるタイトルでしたでしょうか．強迫症というのは，精神医学的な診断名のひとつですが，そうした病気が増えているので治療をすべきだ，と言いたいのではありません．強迫症（診断名としては強迫性障害）というのは，ある行為を強迫的に行わないと気が済まない状態に陥っているものを指します．手を洗ってもまだ汚れがついているのでは，という気持ちが抑えられず，何回も手を洗わずにはいられない，とか，家の鍵を閉めたにもかかわらず，何回も確認せずにいられない，といったものが典型例です．また，朝の準備を完全な順番で行わないと気が済まない（たとえば，顔を洗う→髭を剃る→整髪をする→決められた順番通り服を着る→歯を磨く，と決めており，少しでも間違ったら最初からやり直すなど）というものだったり，何回も美容形成の手術を繰り返すというのもあります．極端な完全主義といってもいいと思います．

私はこうした強迫性や完全主義が社会全体の雰囲気になっているようで怖いのです．たとえば，健康に関して，多くの人が強迫的になっているような気がしています．仕事を持つものは心身ともに健康であることが通常とされ，風邪を引けば「たるんでいるからだ」と言われる．だから，少しくらい調子が悪くても休めない．健康すら自己責任という時代です．また，トマトが身体にいい，とTVで

流れれば，スーパーのトマトが売り切れる．次の日はナスが売り切れる．これが示すところはメディアがつくっている強迫感もあるということです．もちろん，健康は多くの人の望みであり，目標です．ただ，それが近年は「健康であらねばならない」という強迫感になってきている気がしてなりません．

完全主義傾向も強まっているように思われます．ビジネスにおいては，何より素早さが要求されるようになり，意思決定が少しでも遅れれば会社の破綻にすらつながります．電車の遅れは1分も許されません．また，食品にほんの少しでも異物混入が見つかれば，社をあげて謝罪しなければ世間が納得しない雰囲気があります．人間も会社も社会も完全でなければいけない，なんだか嫌な世の中になったものです．

いずれにしても，痛みなんてあってはならない，という強迫感や完全主義傾向は痛みという構造の大きな志向になっていると考える必要がありそうです．

●痛みと医療不信

強迫的な健康観のつけは，医療が払うことになります．健康でなければならないわけですから，医療は万能でなくては困るわけです．さすがに本当の意味で「医療は万能だ」と思っている人はいないでしょう．皆，人間はいつか死ぬものだし，すべての病気が治るわけではない，と"一般論"では理解しています．しかし，ほかならぬ自分のこととなれば話が変わります．9割の人が治る病気なら，自分が治らない1割に入ることなど考えもしません．たかが痛みなんて，ほっといても治るものだろうとも思っています．「自分に限って〜のわけはない」．悲しいかな人間とは，そういうバイアスを持って物事を認識してしまう生き物のようです．

そして，治らなければ，それは医者の腕が悪かったのだろう，次の病院へ行けばいい．そう思うのも自然です．1つ目でだめなら2つ目にチャレンジ，それでもだめなら3つ目頑張ってみよう．ドクターショッピングは，ある意味適応的な行動ともいえます．

しかし，こと慢性痛症に関しては，この心理や行動が裏目に出ることが多いと思います．ドクターショッピングは，期待と落胆の繰り返しを意味します．少しでもよくなれば，と期待して病院にかかりますが，痛みがとれません．そして，次には痛みの専門家と言われているところを目指します．専門家だから，私の痛みをたちどころに取ってくれるだろう，そういう大きな期待でかかります．でもうまくいかず落胆します．その繰り返しです．医師に裏切られたという気持ちは，次第に医療全体の不信へと変わっていきます．誰も私の痛みはわかってくれない，

5. 痛みという構造理解のための切り口（志向性）

どんな医療も役に立たない，そうして患者さんは孤独に追い込まれるのです．
　柳澤は患者の立場からこのような状況を著書に著しています．

> 　私は孤独であった．激しい痛みにも誰も同情もしてくれなければ，信じてさえくれなかった．私は痛みのグラフをつくって，その日の痛みの度合いを×印で記すことにした．それが痛みに対するささやかな報酬であった．×を1つよけいに書き入れることさえ，私を慰めてくれた．この痛みを知るのは，私一人だ．私はそれほど孤独だった．
>
> （柳澤桂子：患者の孤独―心の通う医師を求めて，草思社，2003）

　原因不明の嘔吐・腹痛を繰り返していた柳澤は，どの病院にかかっても「身体の原因」が見つからず，長年，仮病扱いされ，たらい回しにされた経験を持つ人です．この本自体は，大変論理だっていて，単純に医療に対して怒りをぶちまけたという類のものではありませんが，医療への不信と，やるせなさは十分伝わってくるものです．このような医療不信や，"患者の孤独"は十分に痛みの志向となりえるものです．実際に，医療不信が慢性痛症の主たる部分を構成しており，これまでの経過と，つらさを十分に聴くだけで，痛みの大部分がよくなってしまった人を，私は数名経験しています．

●"むちうち"は慢性化するか

　痛みは文化，社会通念からも影響を受けます．痛みが慢性化するかどうか，社会通念の違いによって変わるという報告があります．交通事故後に起こる"むちうち"は知っていますね．そして，その痛みが慢性化することがあることも．「交通事故に遭えば（被害者であればなおさら）"むちうち"になるし，それが尾を引くことだってある，常識だ」ですか？　えーと，それは皆さんが日本という国で暮らしているからかもしれません．世界にはそれが常識ではない国があります．
　たとえば，ギリシャやリトアニアがそうです．ここに2つの論文があります．ひとつは"むちうち"の慢性化の頻度について，カナダとギリシャを比較したもの（Ferrari R et al：Med Sci Monit 9(3)：CR120-124, 2003），もうひとつは，同じくカナダとリトアニアを比較したもの（Ferrari R et al：Med Sci Monit 8(11)：CR728-734, 2002）です．カナダ人の"むちうち"に対する理解は，日本人と同じと考えていいようです．「慢性化することだってある」という理解です（これは「"むちうち"文化」と名づけられており，カナダと日本以外にも，米国や英国，ノルウェー，スイスなどが含まれてい

るようです）．一方で，ギリシャ人やリトアニア人にとって，"むちうち"が慢性化するというのは常識的なことではありません．この社会通念の違いが，実際の"むちうち"の慢性化にどうかかわっていたかを調べた研究です．結果，はっきりとした違いが出ました．頭痛が慢性化した人（数ヵ月から年にわたって症状が残存）は，カナダ32％であったのに対し，ギリシャ1％，リトアニア1％でした．同じく頸部痛はカナダで50％が慢性化したのに対し，ギリシャ5％，リトアニア20％でした．また，背部痛の慢性化率は，カナダ40％，ギリシャ5％，リトアニア9％でした．この研究では教育歴などをマッチングさせているため，広く社会に通底している観念の違いが，慢性化率の違いを生んでいると考えられます．

痛みの"意味"

　痛みには意味があります．いや，もっと正確に言うと，人それぞれ，自身の痛みに対して固有の意味づけを行っています．繰り返しますが，痛みというのは単に感覚なのではなく，当人の持つ意味という志向を含む大きな構造です．医療人類学の草分け的存在であるアーサー・クラインマンは，著作のなかで次のようなケースを紹介しています．

　アンティゴニー・パジェットは，57歳の画家で，交通事故後，八年半にわたって，上背部から首にかけての痛みに苦しんできた．1年半にわたる数回の面接のあと，はじめてパジェット夫人は，自分の痛みの主要な意味について打ち明けたという．

> 　凝った首は一種のシンボルなのです．私がならなくてはいけない者の図像（イコン）みたいなものです．丈夫でたくましい首を持つ，すなわちタフで意志が強いということです．弱くて傷つきやすい首，それは正反対のものです．それが現実の私です．そうではないかと恐れている自分の姿です．堅くたくましい首になるか，弱く傷つきやすい首になるかです．それは痛みの結果なのでしょうか？　それとも，痛みは単に，私の人生の中心にある緊張を表す媒体に過ぎないのでしょうか？痛みが現実のものでないというわけではありません．そうではなく痛みの存在がこうした意味を持つようになり，表現するのです．
>
> 　（アーサー・クライマン（著），江口重幸ほか（訳）：病の語り　慢性の痛いをめぐる臨床人類学，誠信書房，p117, 1996）

5. 痛みという構造理解のための切り口（志向性）

　厳格な父親のもとで育ったパジェット夫人は，自由を求めて独立し結婚したが，夫も父親と同じように，妻が自分に従うことを望む人であった．自律の欲求と，自律への自信のなさ，この大きな矛盾の間をつなぐ役割を痛みが担っていた．

　パジェット夫人の痛みには，人生の大きな葛藤という強い意味づけが行われていて，その意味づけを無視して，鎮痛剤だけでコントロールを試みても効果があがらないであろうことがよくわかります．クラインマンは，パジェット夫人のような痛みに対して，臨床的効果をあげるためには，身体的経験としての痛みと，個人的な経験（意味づけ）としての痛みの両方を扱わなければいけないと書いています．これは本書で行おうとしていることと，ほぼ同じです．

　パジェット夫人のような，目を引く強い意味づけではなくても，痛みを抱えたとき，我々は必ず何かしらの意味づけをしているものです．たとえば，子どもが走り回っていてどこかに足をぶつけたとき，それを見ていた親は「ふざけていて自分でやった（痛み）のだからしかたないよね」などと言いますよね．自分で生じさせた痛みはしかたないものと考えなさい，という意味づけをしているということになります．これが，教育的に，または，その子の将来的な痛みの捉え方に対して，いい影響なのか，悪い影響なのかという判断は難しいところですが，私たちが日常的に痛みという現象に意味をつけている証左であると思います．痛みという構造が持っている「意味」の領域を我々はもう一度見直さないといけません．

愛は痛い人を救う？

　ここまで，痛みという構造に対して，どちらかというとネガティブな働きをする志向ばかりを述べてきましたので，最後はポジティブな方向性のものを紹介しておくことにします．「愛は地球を救う」ならぬ，痛い人を救うのか．つまり，愛情によって痛みを止めたり軽減したりすることはできるのでしょうか．この疑問はわりと一般的なもののようで，意外と多くの研究がなされている分野です．痛みのある人に，恋人の写真を見せると，痛みが軽減するといった研究の結果によって，愛と鎮痛の関連性がわかってきています．

　ある研究 (Nilakantan A et al：Pain Med 15：947-953, 2014) では，それを一歩進めて，写真を見たときの痛みの程度だけではなく，一日のうちに何時間恋人のことを考えているかを合わせて質問しています．恋人のことを考えている時間が長い人 (恋人に熱中している人) ほど，写真による鎮痛効果は高いという結果でした．

愛は深まるほどに痛い人を救うんですね！

　ただ，これは，手に熱刺激を加えるという実験的に作られた急性の痛みであるので，慢性痛症のような高度に複雑化した痛みについて，どれくらい構造を変え得るのかと言われれば，おそらく大きな力にはならないと答えるべきでしょう．つまり，恋人の写真を見るだけで慢性痛症がよくなるか，というと，もちろんそんなことはありません．でも，そのエネルギーは少しであっても，プラスの志向となりうることは覚えておくべきだと思います．

　ここまで"切り口"をいくつかあげてきましたが，もちろん別の切り口，つまり志向もあるでしょうし，本章で取り上げたものは，そのごく一部であると思います．また，今後，神経生理学，脳科学や心理学，文化人類学などの進歩によって，もっとたくさんの切り口が生み出されるのでしょう．そして，それらは，さらに重なり合っていくことになると思います．今一度，p67 の左図に戻ってみます．痛みという構造がこの図のようにクリアカットにわかったらなんと素晴らしいことでしょう．しかし，実際，我々は，p67 の右図のように重なりあったものとしか見ることができません．我々にできることは，重なりあっていることを認識しながらも，様々な視点をもって痛みという大きな構造に向き合い，様々な方向から少しずつ！"解きほぐしていく"ことだと思います．

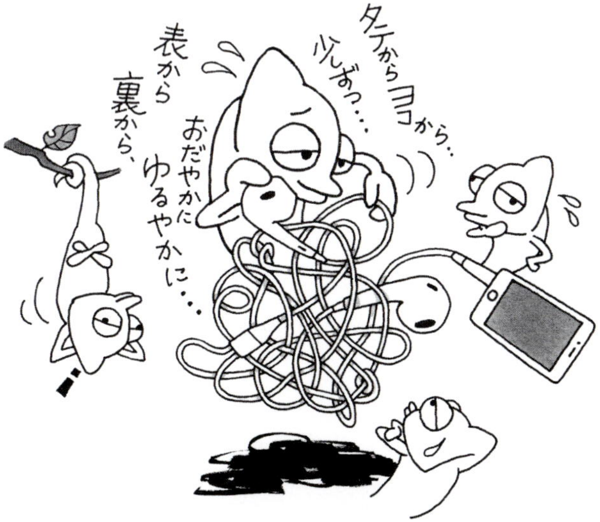

様々な方向からみて構造を見極める

5. 痛みという構造理解のための切り口（志向性）

　そう書いていて，絡まった糸や紐（釣り糸や，電源のコード，ネックレスという人もいるかもしれませんね）を解きほぐすときのことを思い出しました．あれって厄介ですよね．こっちを引っ張ればとこかの結び目が固くなり，その結び目をほぐそうとすると，別の結び目がきつくなったりして．でも，なんとか解きほぐすには，さっきの結び目を視野に入れながらも，別の角度から絡まり方を見極めていく，そういうことを繰返しますよね．痛みはこの絡まった糸のようなものです．縦から横から，表から裏から，重なり合った視野ではあるけれども，様々な方向から見て構造を見極めていく，そんなイメージを持つことが大切です．

6

Pain × Structural Constructivism

治療論に入る前に―「他者承認の原理」を知る

　さて，いよいよ治療論まで来ました．この治療論をもって，本書は終わりになります．最後までお付き合いのほど，よろしくお願いいたします．

　構造構成的痛み論を本格的に述べたのは本書がはじめてになりますが，「最近，こんなこと考えてるんですよー」というくらいのレベルでは，口伝えで話したり，簡単な記事で紹介したりはすでにしていました．そんなときにきまって聞かれるのが「構造構成的に痛みを治療するというのは，結局どうやったらいいんですか？」という質問です．臨床に携わっていれば，なおさら，「ごたくはいいからさ，実際どうしたらいいか教えてよ」そう聞きたくなるのは無理もありません．しかし，この質問に一言で答える術を私は（まだ）持っていません．短くは答えることができない，でも痛みってこう捉えてみるといいよ，治療はこう考えてみたらいいんじゃない？，というのはあります．それを伝えたくて本書を書いています．

　本章はいよいよ構造構成的痛み論を実践に落とし込むことに挑戦します．先に述べたように，言葉で表される原理と，臨床実践との間には，そこそこ高い壁があります．しかし，できれば，「結局どうしたらいいか教えてよ」にも答えたい，そう思っています．ですから，その壁が低く感じられるような工夫はしていきたいと思います．その工夫のひとつとして，なるべく実臨床で出会った慢性痛症の患者さんのエピソードを交えていくことにします．また，最後には，印象深いひとりの例を物語風に書き記すことにします．どちらも，個人が特定されないように，実際のエピソードを若干デフォルメしている部分がありますが，あらかじめご了承ください．

　また，慢性痛症の例示を主とするため，これを「構造構成的慢性痛症治療」と名づけることにしますが，繰り返し述べてきたように，構造構成的痛み論は，慢性痛症だけではなく，すべての痛みについての原理です．その複雑さが論を立て

6. 治療論に入る前に―「他者承認の原理」を知る

るにはかえって都合がいいため，慢性痛症を取り上げている，という点を今一度ご確認ください．

では，始めましょう．

▶ 治療論に入る前に

原理を実践に落とし込むための乗り越えるべき壁

　ここまでは，ある意味，概念的な領域を出ることなく痛みを考えてきました．しかし，医療者として，また医療者ではなくとも，傍らの痛みを抱えている人を治療またはケアしようとしたとき，それは概念的な領域から，現前の他者とのかかわりになることを意味しています．すなわち，ここに大きな乗り越えるべき思想的な壁があるのです．そこで，痛みの治療，対応を考える前に，ケアの相手としての他者とは何か，その他者の前に現れる我々とは何かを追求し，そこから対人援助のあるべき形を考えたいと思います．最終的に「他者承認の原理」（☞p95参照）を定式化する作業になります．

　つまり，これは援助者としての姿勢，態度，もしくは在り方を問うということですが，「患者さんの立場で考えましょう」とか，「公正中立な態度を心がけましょう」とかいう言葉は，すでに皆さんのまわりの本や壁の貼り紙の中に並んでいませんか？　痛みのケアにおいても，「痛みのある人には優しく接しましょう」という標語があればいいのではないですか？これから行う作業は，こうした「～しましょう！」というスローガンや「～するべきだ！」という道徳とはまるで違います．スローガンや道徳は，基本的に信じて，覚えるものです．

「信じる」こと，「覚える」ことの不安定さ

　盲信という言葉があるように，信じることは，ある意味で見たくないことには目をつむって，思考を停止させることです．それゆえ，見たくないことが見えてしまったり，少し考えてみるとおかしいな，という事態が起こりえるため，「信じる」は簡単に「信じられない」に逆転します．つまり不安定なのです．皆さんも「信じてたのに！裏切られた！」という言葉を使った経験は一度や二度ではないでしょう．日常のよしなしごとであれば，たまにはそういう経験があっても仕方ないと思いますが，今は，対人援助にかかわる我々の在り方を見い出そうとしているのです．不安定なものでは困ります．

そして「覚える」という行為も不安定なものです．人間の記憶は完全ではありません．記憶した"データ"自体が間違っていることもありますし，記憶の想起，つまり"データ"の書き出しでも間違います．そして，記憶としての知識は，常に意識していることは不可能です．食洗機の使い方など，たまにしか思い出す必要がなく，もし忘れてしまっても説明書をみなおせばいい，そういうものであれば，単純に覚えればいいことです．しかし，対人援助にかかわる態度や姿勢は，常に携行して，いつでも発揮できなければいけないものです．この人にはたまたま優しくできた，とか，今日はいい態度の日だった，では困るのです．当たり前に必要とされるものほど，当たり前のように安定して行えることは，実は難しいことなのです．だから，態度や姿勢のようなことこそ，誰がどう考えても（悔しいけれど）そうというしかない，という原理まで突き詰め，ロジックとして納得を得て，本当の意味で身につける必要があると思っています．そこまでして，やっと安定した「姿勢」「態度」となりえるのです．

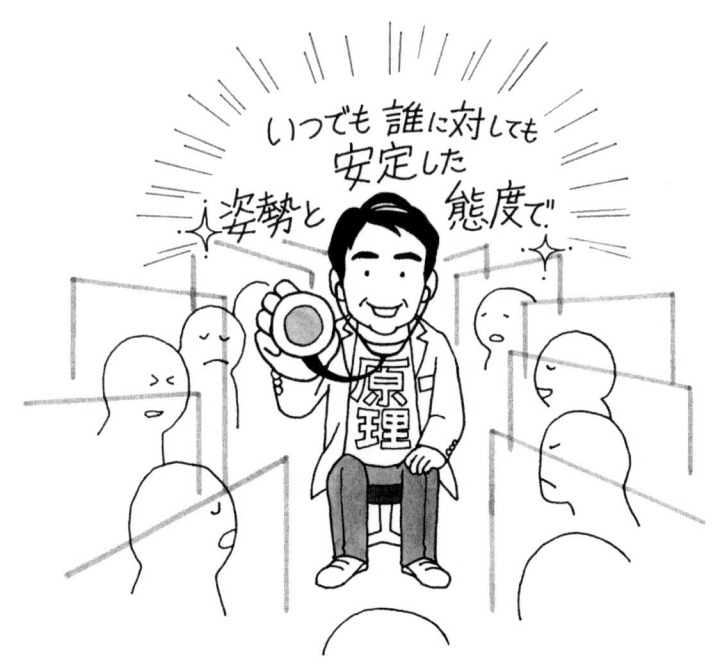

原理までつきつめることで態度・姿勢を安定させる

6. 治療論に入る前に――「他者承認の原理」を知る

▶ 人間関係の原理としての他者承認

　人間関係を考えることは，「他者」とは何か，「私」の在り方，そして他者と私の関係性を考えることです．ひとまず，この3つを合わせて「他者論」と括っておくことにします．

　「他者」は比較的新しい哲学のテーマです．それゆえ他者をめぐる議論は集束していないのですが，対人援助を根本から考え直すうえでは，避けて通れないところです．そして，むしろ対人援助という観点で他者を考えることが，他者論全体を導く可能性もあると思っていますので，ここで触れることにします．

　難しい話に入る前に，Mr.Childrenの歌の一節を紹介しておきます．その意義はのちほど判明します．

　　　　　誰もがみんな大事なものを抱きしめてる
　　　　　人それぞれの価値観　幸せ　生き方がある
　　　「他人の気持ちになって考えろ」と言われてはきたけど
　　　　　　想像を超えて　心は理解しがたいもの

　　　　　　流れ星が消える　瞬く間に消える
　　　　　　　　今度同じチャンスがきたら
　　　　　　　　自分以外の誰かのために
　　　　　　　　　　願い事をしよう

　　　　　　　　口がすべって君を怒らせた
　　　　　でもいつの間にやら　また笑って暮らしてる
　　　　　　　　　　わかったろう
　　　　　　僕らは許し合う力も持って産まれてるよ
　　　　　　　ひとまずそういうことにしておこう
　　　　　　　　　それが人間の良いとこ

　　　　　「口がすべって」アルバム　SUPERMARKET　FANTASY より
　　　　　　　　　　　　　　　　　　　JASRAC　出 1605688-601

他者とは何か～フッサールとレヴィナスの「他者論」より

　哲学の領域で最初に「他者」の問題を扱ったのは，現象学を創出したエドムント・フッサールだと言われます(鶴　真一：レヴィナスの他者論．発達人間学論叢　第1号，1998年2月)．フッサールのいう「他者」を簡単に述べると，主体の志向性の働きによって対象化された主体以外のもの，です．主体は私や自己になります．あくまで，最初に「私」があり，その「私」の主観が「他者」として認識するものが「他者」である，と言い換えてもいいかもしれません．実は，この考え方には大きな欠点があります．主観で捉えられた「他者」は，主観が創り出した者，つまり「私」が一方的に意味付けをした者ということになります．私の志向性によって作り出されたものは，あくまで「私」の主観の範囲内でしかないことになり，この時点で「他者」は「私」以外の「他なる者」ではなく，「私」の主観そのものとなってしまいます．そして，主観のなかの「他者」は，主観によって理解されつくされている，一人称的存在（もうひとりの自分）ということになります．

　このフッサールの他者論の欠点を超えつつ，より現実存在としての「他者」と「私」との関係を論じたのが，フランスの哲学者，エマニュエル・レヴィナスです．レヴィナスはその著作「全体性と無限」で次のように述べています．

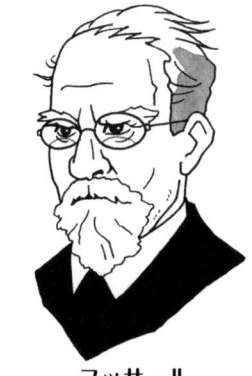

フッサール

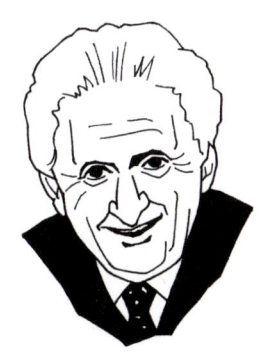

レヴィナス

　　＜他者＞に対して私がおこなう迎えいれが，何か本性を「知覚」するといったものであるならば，＜他者＞が≪私≫よりも高くに位置しているというのは，ただひたすら誤謬(ごびゅう)を意味するに過ぎないだろう．社会学，心理学，生理学は，だから，外部性に対して聞く耳を持たない．＜他者＞としての人間は，分離され—あるいは聖なるものとして—顔として，外部から私たちに到来する．その外部性，言い換えるなら私へのその呼びかけが＜他者＞の真理である．
　　　（レヴィナス(著)，熊野純彦(訳)：全体性と無限（下），岩波文庫，p237）

6. 治療論に入る前に──「他者承認の原理」を知る

「私」が迎えいれ，知覚するというのは，先ほどの主体の志向性による対象化を意味しているのでしょう．「他者」は，「私」がその主観によって，本性を知覚できるような代物ではなく，「私」の意識の働きとは関係のない「外部」から到来し，「私」に呼びかけているものだと言っているのだと思います．また，「社会学，心理学，生理学」は科学全般のことを指していると言ってもいいでしょう．この手の"科学"の基盤は客観性の追求ですが，あくまで人間の知覚可能な範囲での客観性ということになるため，人間である「私」が理解しえない範囲という意味での外部性の概念は到底受け入れられないでしょう．しかし，レヴィナスは，「私」の範囲を超えているからこそ，「他者」であると言っているのです．

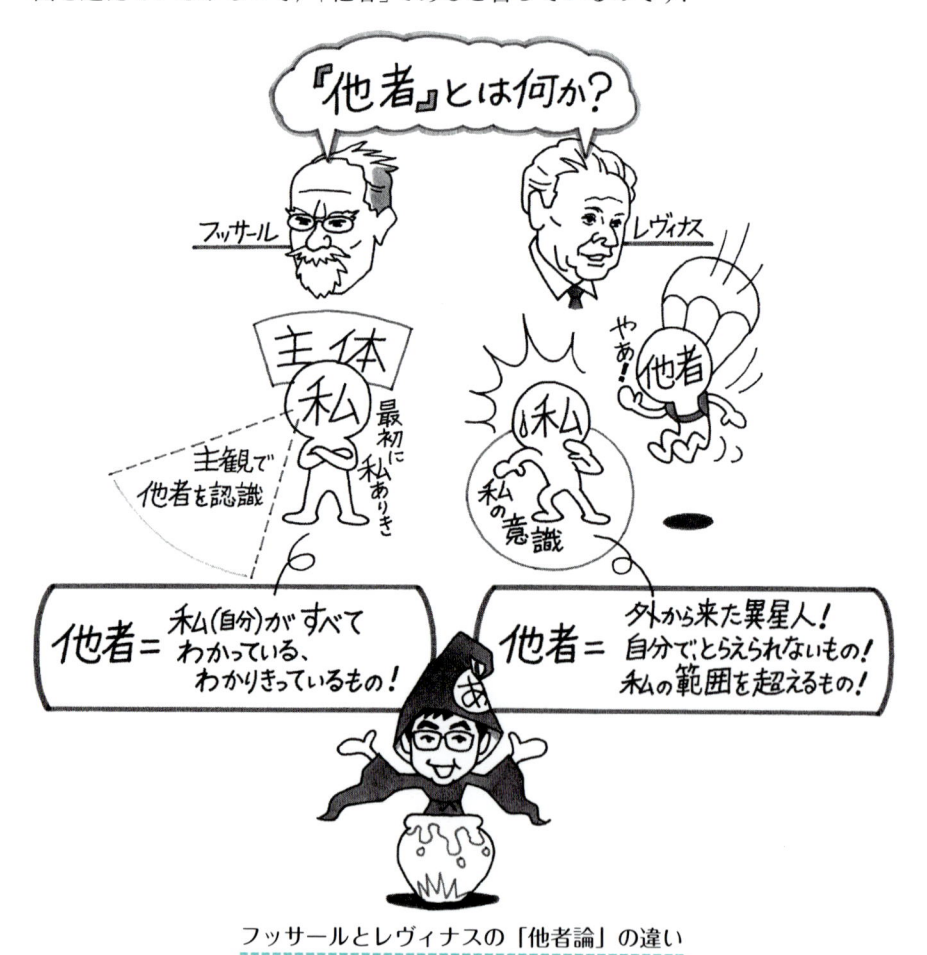

フッサールとレヴィナスの「他者論」の違い

他者承認の原理～他者からの応答により他者が生起する

　さて，ここまでだと，「他者」と「私」とは相いれないもので，いつまで経ってもわかり合えない者同士，対人援助など成り立たない，とニヒルになってしまいそうですが，そう判断するのは性急です．レヴィナスは，「他者」は「私」とは違うものというところからスタートしようと言っているのであって，ずっとわかり合えないものとは言っていません．フッサールのいう「他者」は，端から「私」の理解の範囲内になってしまっていました．理解の範囲内であるという前提は，「他者」である相手と自分は同型であり，相手のことはわかっている，相手も自分のことがわかるはずだという誤った確信を抱く危険性を孕んでいるものです．この危険性を避けるためには，違いをスタートにする．そのうえでニヒルに陥らない考えをレヴィナスは用意しています．文章の続きを見てみましょう．

> （その外部性，言い換えるなら私へのその呼びかけが，〈他者〉の真理である．）私の応答は，〈他者〉の「核」となる対象的なありかたに，偶然のようにつけくわわるのではない．私の応答によってはじめて，〈他者〉の真理が生起するのである（私に対して開かれている〈他者〉の「視点」も，この真理を廃棄することはできない）．　—中略—　対面は，どのような概念によっても包括されない，究極的で還元不可能な関係である．
>
> （レヴィナス(著)，熊野純彦(訳)：全体性と無限（下），岩波文庫，p237）

　ここにおいてレヴィナスは，「他者」との関係として「対面」という言葉を使っています．フッサールの文脈における「他者」は，「私」の主観により一方的に創りあげられたものでした．これは概念の世界での出来事を意味します．かたや，レヴィナスは，より直接的な「他者」との関係を重視しました．「他者」は別の「他者」から応答されることによって存在しうることになる，その応答者は概念一般としての「人間」ではなく，かけがえのない「私」であると言っています．そして，反対に，「私」はかけがえのない「他者」からの応答によって存在しうるのです．

　『「他者」と「私」はもともとは理解し合えない存在，しかし，お互いがかけがえのない相手として存在を承認しあったとき，お互いが「他者」に対面し応答する「私」としてはじめて生起する』ということになるでしょう．これを対人関係の在り方を示す『他者承認の原理』と定式化することにします．

　他者承認の原理は対人関係のあらゆる場面において，私（我々）の在り方，態度

6. 治療論に入る前に——「他者承認の原理」を知る

の基本になります．すなわち，誰でもいい人間一般としての他者（これを他人といいますね）ではなく，かけがえのない他者（あなた）として存在を認めるということです．ここでいう「存在」は単に生きているということを意味しません．固有の意味を持つ「存在」です．そして，これは双方向性のものです．「私」が意味を含めた相手の存在を認めたとき，同時に相手の存在が「私」を意味づけています．ゆえに，相手の存在を認めないということは，「私」の意味を失うことになります．

たとえば，一番ひどいいじめは「無視」なのではないでしょうか．殴ったり蹴ったり，それも絶対だめですが，暴力はその直接性ゆえ，むしろ相手の存在を強く認める行為と考えることもできると思います．一方，「無視」は言葉通り，存在を見ないことであり，存在をなかったことにする行為です．これは，会ったこともないどこかのだれかが，その人の存在を知らないでいることとはまったく違います．ここまで対面してきた，もしくは対面するはずのかけがえのない「他者」が，いじめの対象である「私」から意味を奪っているのです．いじめに遭うこと，そのなかでも特に「無視」されることは，意味の喪失体験といってもいいかもしれません．もちろん，いじめている側も意味を失っています．双方向で意味を失う行為がいじめであり，それゆえ，いじめは「善くない」と言うことができるのではないでしょうか．ただし，いじめる側が1人であれば，意味を失うという観点では対称ですが，いじめる側の人数が多ければ多いほど，非対称になっていきます．厳密には「意味」の概念に量はないのでしょうが，まあ，単純に考えていじめの酷さは増しますね．

そんないじめに遭っている人を救うのは，他者承認です．もちろん，暴力という承認ではなく，その人の存在を全力で認めるのです．いじめられていることはすでにその人の意味となっていますから，いじめという事実を抜きにしてはいけません．いじめられていることも含んだ存在の承認です．

また，いじめに遭っている人，特に無視されている人は，自分をいじめている相手の存在承認を行うことが有用かもしれません．それは，これまでの行為を許すかどうか，罪として訴えるかどうかとは別にして，という意味です．他者承認は双方向性です．いじめている人の存在をなかったことにした時点で，いじめられている自分の意味も失われています．ただ，いじめを受けている相手の存在を積極的に認める行為はとても勇気がいることですね．"罪を憎んで人を憎まず"ということにもなるのかな．うーん，ちょっと違うかな．

【好きの反対（対語）はなに？】
　こんなクイズ？を聞いたことはありませんか．「好きの反対（対語）はなーんだ？」答えは「嫌い」？いいえ，違います．正解は「無関心」．どこのだれが言ったかはわかりません．ですから，正解はわからないのですが，これも他者承認の原理に当てはめると，答えが「無関心」である理由がわかります．相手に「好き」と言ったり，好意を伝えることは，間違いなく，かけがえのない「私」によるかけがえのない「他者」の承認です．ここでも，かけがえのなさが重要なのです．通りすがりの知らない人に，急に「好き」と言われても戸惑うばかりです（まあ，好みのタイプであれば，それはそれで，悪い気はしませんけども）．かけがえのない「あなた」と，かけがえのない「私」が対話のなかで発せられた「好き」であるからこそ，大きな価値があるのです．「いやよいやよも好きのうち」という言葉があります．"嫌やと言っているうちに好きになる"という論理には納得しかねますが，少なくとも誰かのことを「嫌や」と言っているとき，その発言者は相手のことを人間存在として承認はしています．むしろ，「無視」といういじめがそうであったように，「関心を示さない」という行為は，その人の存在を認めない行為であり，より強烈な否定の意味を含むのです．

　かけがえのない存在として他者を承認するということは，人間関係の本質です．ただし，この「かけがえのなさ」は，すべての人にまるで自分の愛する人と同じような質と量の愛情として「かけがえのなさ」を持てと要求しているのではありません．それは到底無理な話です．そうではなく，本来的に１人１人の人間がかけがえのない存在であることを思い出すことであると考えています．また，感情的に，どうしても「かけがえのない人」だと思えない相手もいることでしょう．私がここで言いたいのは，道徳的に「すべての人をかけがえのない存在と思いなさい！」ということではありません．こうした道徳的なもの言いには限界があります．そのことを次項（☞p98参照）で説明したいと思います．

　現代社会には，人間が１人１人かけがえのない存在であることを忘れさせる仕組みがたくさんあります．科学技術の進歩，社会福祉の進歩は，「その人ではなくても代替可能」なシステムを構築することです．また，組織への帰属は，個人ではなく，組織のレッテルで人をみることを助長します．目の前にいる人が他の誰でもない，その人でしかない存在であると感じることを忘れているのが今の社会

6. 治療論に入る前に―「他者承認の原理」を知る

なのだろうと思います．
　ミスチルの歌は私たちが忘れている大事なことを思い出させてくれます．

　　私たちはそれぞれが壮大な人生物語を抱えているかけがえのない存在．
　　それゆえ簡単には理解し合えない．
　　だから，お互いを認め合うところから始めよう．

　私にはこの歌がそんな応援歌に聞こえます．

▶ 対人援助の原理としての他者承認

　対人援助も人間関係のひとつの現れです．ゆえに，対人援助における（我々の）態度や姿勢も，この他者承認の原理を使って，基礎づけることが可能です．人の生活や人生のもろもろに対する支援，もしくは，もっとわかりやすく人に手をさしのべる行為を対人援助だとすると，その範囲は限りなく広がり，社会生活を行っているすべての人が含まれてきます．本書では，もう少し範囲を狭めて，想定される主な読者層である医療，介護，福祉職が職業として行う対人援助をイメージして論を進めることにします．

援助する者とされる者との不均衡さを認めよう

　対人援助も人間関係である以上，他者承認の原理が成り立ちます．「私」が援助する側であったとき，「他者」は患者さんであり，介護福祉サービスの利用者さんであり，クライエントです．人間関係における対人援助の特殊性は，援助する者と，援助される者の不均衡さにあります．不均衡であることが前提なのです．援助する者は援助される者に対して，通常，立場や能力という観点では，圧倒的に優位です．「優位なんて思ってはいけない，人間は対等なものだ」という道徳の言葉が出てきそうですが，教条を語る以前に，優位であることは動かし難い事実です．むしろこの不均衡さを認めたうえで，主として援助する側に立った者が，他者をどう認識するか，その態度に，その後の「対等」な関係が創れるかはかかっていると思います．

ある医学生との対話から〜他者承認の原理を身につけるには

　少し前に，医学生と医療におけるコミュニケーションをテーマに話し合っていたとき，ある学生が「患者さんの話をよく聞いてあげるべきですよね」と発言しました．患者さんの話をよく聞くことはとても大切です．ですから，そこに異論はありません．私がひっかかったのは「聞いてあげる」という部分です．彼は，まったく偉そうな態度ではなかったですし，私が付き合っている限りは紳士で，優しい印象を受ける学生でした．だからこそ，私もよけいに気になったのかもしれません．そんな彼が，自然と発した「聞いてあげる」というフレーズ，この言葉には医療者の態度・姿勢に関する本質的な問題が含まれていると感じました．

　医療者，とりわけ医師は，病める者を評価し，治療するタスクを持っています．一方で患者さんは，評価をされる側，治療をされる側に，半ば自動的に立たされます．この本質的な立場の違いを意識化し，いかに人間としての対等さを創るかがプロフェッションの態度であると思うのです．先の医学生があまりにもさらっと「聞いてあげる」ということを言ったので，この立場のギャップに気づかないまま医師になっていくのだと，この学生の将来を案じたわけです．

　では，この学生にはなんと言ってあげたらよかったのでしょうか．「聞いてあげるなんて言うものじゃないよ．患者さんに失礼にあたるから」と言えばよかった？それとも，「そういう上から目線のコミュニケーションはまわりで聞いていてもいいように聞こえないよ．だからすべきじゃない．」とでも言えばよかった？この2つのどちらもちょっと不十分ですね．このどちらも道徳の物言いです．道徳的なアプローチが悪いわけではないですが，こうした道徳の言葉の効力は，それを覚えている間しか機能しません．忘れてしまったら終わりです（ひょっとするとその夜は飲み会があって，寝て起きた翌朝には忘れているかもしれません）．

　ではどうしたらよかったのか．ひとつの方法としては，他者承認の原理を理解してもらうことでしょう．学校の先生が「こうしなさい，こうするべきです」，「だからそういう態度を取らないといけませんよ」と教条に従わせるのではありません．そうではなく，「よくよく考えてみると，他者を承認することが人間関係の本質，だからそうせざるを得ないな」．そうやってロジックとして腑に落としておかないと，本当の意味で身につくことはありません．

　次に具体的にどうしたら他者を承認することになるのかを教える，もしくはいっしょに考えることが必要でしょう．いくら他者承認の原理を考えとして身につけることができたとしても，どういう態度が他者を承認することになるのか，また

6. 治療論に入る前に—「他者承認の原理」を知る

相手に承認されたと思ってもらうにはどういう工夫をしたらよいのか，具体的な行為として落とし込めなければ，それはまさに机上の空論と化すでしょう．

そこで，他者承認の臨床における具体的現れとして，包括的ケアメソッドである「ユマニチュード」を紹介し，「どうしたら他者を承認することになるのか」という問いに対するひとつの答えにしたいと思います．

ユマニチュード～臨床における他者承認の具体的な現れ

ユマニチュードは体育教師であったイヴ・ジネストとロゼット・マレスコッティの2人によってつくり出された包括的コミュニケーションに基づいたケアの技法です．特筆すべきは，その背景にある基本思想です．

> 同類を認識するのに，私が無意識に取る行動はその人が同時に私を同類であると認識しているという事実の上に成り立っている．この相互認識は特殊な状況ではむずかしくなることがある．障害や病気があると，他者にこの共通の認識を伝え，それを身体的に裏づけることができないことがある．(中略) 換言すれば，そのユマニチュードを具体的に態度に表わすことができず，何か特別に「ユマニチュードのなかで」向き合う必要があるこのような人に対しては，自分自身が人としての態度を取ることをやめてしまう．こうしてユマニチュードの感情が失われると，介護を受けている高齢者にあっては，まず高齢者が自分自身の何たるかがわからなくなってあとは死を待つばかりとなり，介護者は職業上のあるべき姿の感覚を失って虐待者となるという負の連鎖が始まる．
>
> (辻谷真一郎(訳)：Humanitude「老いと介護の画期的な書」，大阪，トライアリスト東京，p52-53，2014)

ユマニチュードというのは和訳すれば「人間らしさ」のことです．人間が人間らしくあるときには，同類として他者を承認している．これは特に意識せずともおこなわれていることです．しかし，"特殊な状況"，つまり相手の「人間らしさ」が失われつつあるとき，我々がその人間らしさを特別に意識しなければ，人間同士の関係とはならないということを言っています．そして，人間らしさのない関係の帰結は「虐待」です．現在，この"特殊な状況"が最もわかりやすい形で顕在化しているのが高齢者ケアの領域です．

ユマニチュードでは，こうした根本思想を丁寧に論じたうえで，こうした状況の高齢者に向き合うために何をしたらいいかを提案しています．まずは彼らの視線を自分達に向け，言葉を引き出していくことが重要であると提案しています．視線を合わせるということは最も重要です．たとえば，高齢者が壁側を向いてベッドに横になっていたとすれば，ベッドを動かして，壁側に入りこみ，視線を合わすように指導されます．そこまで徹底するのです．ユマニチュードはこうしたケアの実践技術が150ほど用意されています．ひとつひとつを見るとそんなに特別なものではありません．しかし，それを徹底することで，「人間らしさ」が失われている（失う状況に追いやられている）人達に人間らしさが戻り，同じ人間として承認し合える関係が創られるのです．

　ユマニチュードは，日本においては，認知症ケアの領域で大きく取り上げられたため，認知症患者を扱うための技術集のように思われています．しかし，実践を見たり，自分でも実践してみるとよくわかりますが，けっして相手は認知症患者さんに限りません．もっと広く，他者承認の実践のメソッドと言ってもいいと思います．とすれば，慢性的な痛みを抱えて，「人間らしさ」を失いつつある人に対しても有効に働くと考えてよいと思います．

　次の項では，この他者承認を踏まえながら，慢性痛症の患者さんとどのような関係性で治療を進めていくか，より具体化して述べることにします．

7 原理を実践に活かす―構造構成的慢性痛症治療

Pain × Structural Constructivism

▶ 志向を捉えて"よき"構造を構成する

　痛みは，契機志向相関的に構成され続ける構造ですから，臨床で行うべきことは，患者さんの痛みを大きな構造としてみたうえで，様々な志向を捉えて，志向が変わる契機（治療やケアの介入）を与え，よりよい構造に構成することです．
　痛みについて「よりよい」というのはもちろん，痛みがなくなったり軽減したりすることですが，痛みの意味づけが望ましい方向に変わるということでもあります．実例をもって説明したいと思います．

▶ 痛みの意味づけを変えるということ〜中村さんの例より

　中村さんは胸椎後縦靱帯骨化症で整形外科に通院している60歳代の男性でした．病状が進むとともに，下肢の痛み，歩きづらさ，排尿障害などが進行したため，数年前に脊椎除圧固定術が行われました．しかし，手術から数年たってもつらい症状が続くということで私が診ることになりました．
　靱帯の骨化により胸髄が圧迫されて，脊髄麻痺症状が出ていたということになりますので，この手術の主たる意義は，この麻痺症状の進行を止めることというのが術者のロジックです．おそらく，手術の前に手術の目的，その後の痛みなどの症状の経過（つまり，現在の症状がよくなるかどうかはわからない）などは話されていたと思います．しかし，こうしたロジックだけで生涯にわたるつらい痛みを納得できる人はほとんどいません．中村さんも同様に，その説明だけで現状を納得することはできず，痛みに苦しんでおり，寝ても覚めても痛みのことしか考えられない，そんな状況が続いていました．

● 103 ●

7. 原理を実践に活かす―構造構成的慢性痛症治療

構造（痛み）に働いている志向（背景，意味づけ）を探る

　中村さんの痛みという構造は，もちろん，脊髄が物理的圧迫により傷ついているという実証的な志向に相関しているものです．しかし，よく話を聞いてみると，手術にとても期待をしていたにもかかわらず，結局その後も痛みが続いており，裏切られたような気持ちを持っていること，また，今の痛みは本来自分にあるべきではないものという意味づけをしていることがわかりました．そして，こうした意味づけが中村さんの痛みという構造に大きな志向として働いていると考えられました．

　薬物療法は薬理学的，もしくは神経生理学的な志向を大きく変えることのできる契機です．もちろん，中村さんに対しても，鎮痛剤などの薬物療法も行いました．幾種類かの薬剤を試して，効果があるもののみ最小限で使っていくことにしました．ただ，慢性痛症の患者さんの多くがそうであるように，中村さんも鎮痛剤だけで痛みがすべてクリアになることはありませんでした．

　中村さんは痛みを「あるべきではないもの」と考えていました．中村さんの背景に「全か無か思考」の傾向があると言ってもいいかもしれませんし，手術でよくしてもらえなかったという医療への不信感もあるかもしれません．しかし，この場合，現に経験している痛みを「あるべきではないもの」と意味づけていることが，中村さんの痛みを構成する重要なファクターであり，そこにアプローチすることが必要だと考えました．そこで，痛みの意味づけを変えていくという作業を行うことになりました．

痛みの意味づけを変えていく

　私が中村さんと行うことは，簡単に言えば「話し合う」ことです．当然のことながら，意味づけを行っているのは中村さんですから，中村さんのなかで意味づけが変わらなければいけません．治療者である私は言葉を投げかけていくのみです．この"言葉"は中村さんのなかの痛みの意味という志向を変える契機として働くことになります．

　中村さんは，これまで仕事が忙しく，それゆえ手術も退職までと先延ばしにし，手術後の悠々とした人生を期待していたことがわかりました．私は「痛みというものの人生の中における意味とはなんだろう？」といった契機を投げていきました（1回その言葉を使っただけではありません．何回かの面談を通してメッセージを伝え続けました）．結果，徐々に中村さんのなかで痛みの意味づけが変わり，「こ

の痛みはこれまで頑張ってきた証でもあるのかもしれない，その証と付き合ってあげるしかないのかな」などと言うようになりました．そうすると痛みは不思議と(構造構成的痛み論としてはまったく不思議ではないですが)軽くなり，少なくとも痛みのことだけを考える生活からは脱することができました．

このような作業は，ナラティブ・アプローチ，ナラティブ・メディスンにおいては，患者さんの物語りの書き換え作業というのでしょう．痛みの意味づけを変えるという目的に照らすと，ナラティブ・アプローチという「方法」は妥当（☞「方法の原理」p51 参照）かつ強力なツールです．構造構成的痛み治療においては，ナラティブ・アプローチすらもツールのひとつとして使い分けてしまいます．ナラティブ・アプローチやナラティブ・メディスンについて詳しくは，他書を参照ください．

▶ 構造をなくしてしまうのではなく，構造を望ましいものに構成しなおす

中村さんの例がそうであったように，慢性痛症の人の痛みを，治療によりすべてなくしてしまえることはほとんどありません．やはり，構造自体をなくしてしまうことはできないのだと考えています．だから，治療のイメージとしては，「痛みをなくす」のではなく，「痛みという構造を構成しなおす」が妥当です．

下図は，様々なベクトルとスカラーを持つ志向に相関して構成された構造が，全体像として右側の痛いという方向に偏っていることを示しています．これらの志向それぞれに対して，ベクトルを左側，つまり痛くないという方向に向けたり，ベクトルが変わらなくてもスカラーを減じることを意図していきます．そのため

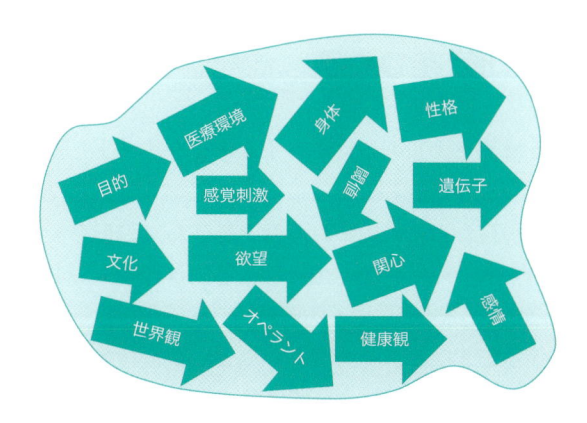

7. 原理を実践に活かす―構造構成的慢性痛症治療

に契機をぶつけていくというイメージです．

　志向はその性質も様々であり，持っているエネルギーが大きいもの，すなわち痛み構造に大きな影響を与えているもの（中村さんの例では痛みの意味づけが大きいと判断しました）もあれば，志向には違いないものの大勢に影響をもたらさない小さなものまであると考えます．また，その変わりやすさ，もしくは変わりづらさも様々です．たとえば，遺伝的に痛がりであることがわかっても，それを変えることは容易ではありませんが，痛みの閾値や，感情に働きかけてベクトルを変えることは，遺伝子操作に比べれば難しいことではありません．

　このようなイメージをもって慢性痛症の治療にあたって，下図のように，すべての志向を変えられているわけではないものの，全体構造として左側に寄ったものにすることは可能であると思います．すなわち，これが痛みという構造を望ましい方向に向けるということです．

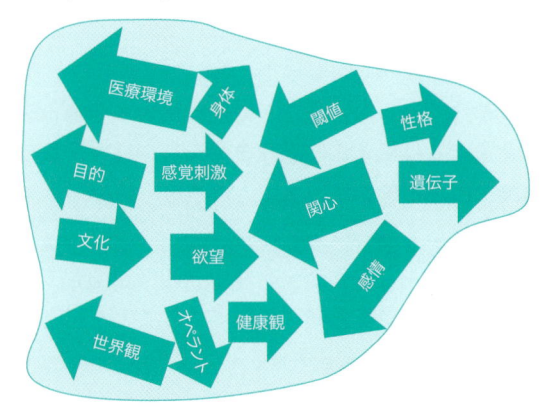

▶ 治療関係の"形"をつくる

　前項で痛みという構造をよきものにするイメージを述べましたが，この変化はあくまで患者さん，つまり治療者にとっては，外部から到来した「他者」に起こることです．治療者が自分の手の内にある粘土をこねて造形を変えるようなわけにはいきません．本来的に「私」の自由にならない「他者」の変容を促すためには，治療の形（治療者-患者関係）をつくることが必要です．以下に，3種類の「形」（☞用語解説参照）を提示しますが，そのうちのひとつが慢性痛症治療において有用な形，残りの2つは慢性痛症治療においては勧められない形です．

> ### 用語解説
>
> **【形（kata）】**
> 　ここで言っている「形」は，武道や芸能，スポーツなどで，規範となる方式のこと．たとえば，オリンピックに出るような一流のスポーツ選手が，それが一流であればあるほど基礎鍛錬を重視するように，あることを極め，安定して行えるようにするためには，規範となる「形」を習得することが重要だという著者の考えから提示しているもの．そのためには，名のある空手家がそうしているように，それが自分の"通常"の営みになるまで，基本の「形」を日々見直すことが必要である．

形①「まな板の上の鯉」スタイル・・・

　これは，患者さん側からすれば，医療者にすべてをお任せして，痛みをとってもらおうというスタンスでいるものです．医療者としては，「俺に任せておけば大丈夫．大船に乗ったつもりでいてくれ」そんなふうに言えたらいいだろうなと思うでしょうし（私もそう思います），患者さんもどこかで，そんな医療者に出会えたらいいなと思っているでしょう．しかしながら，少なくとも慢性痛症の治療という状況を踏まえると，この形は，治療の主体が患者さんになっていないという点で好ましくありません（妥当な方法ではありません）．

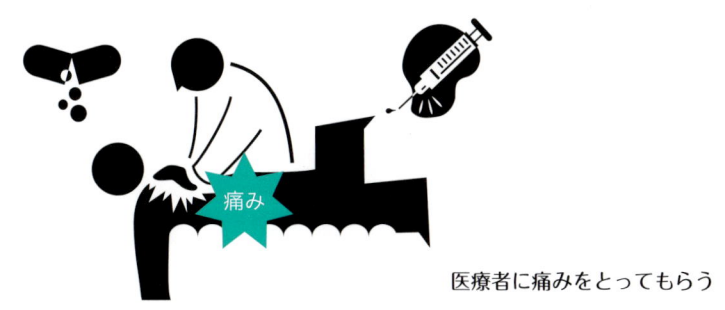

医療者に痛みをとってもらう

形②「いっしょに痛みをやっつけよう」スタイル・・・

　治療者が，患者さんといっしょになって，痛みという敵をやっつけようというスタンスでいるときです．患者さんと協働するというイメージは，なんだかよさそうな気がしますし，「いっしょに痛みという悪者を倒しましょうね」などは，思わず言ってしまいそうなフレーズです．しかし，この形は先ほどの①の形よりも

7. 原理を実践に活かす—構造構成的慢性痛症治療

勧められないものです．図をみてわかるように，この形では，痛みを患者さんから独立して別個にある敵のようにみなしています．すなわち，痛みを外部実在として認識することを助長しかねない形なのです．

繰り返し述べてきたように，痛みは当人に立ち現れている経験であり，当人から引きはがして考えることはできません．もっと言えば，痛みとは"その人そのもの"です．その人が変わることを意図しなければいけないのです．①の形は，治療については人任せであるものの，その人の中にある痛みにアプローチするという意味で，この②の形よりもだいぶマシだといえます．

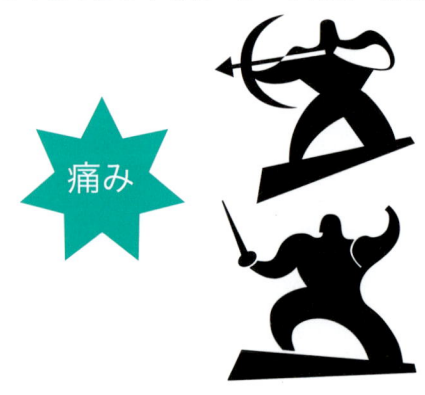

患者といっしょに痛みをやっつける

形③「私はあなたのガイド」スタイル

結論から言うと，この③の形を基本にしてほしいと思います．前述のように，痛みはその人そのものであり，当人である患者さんの世界観を含めた構造が変わっていく以外に，よくなる術はありません．痛みは患者さんが抱えているものであり，治療者はその痛みを肩代わりすることはできません．治療者の役割は痛みという重荷を背負って，困難な道を歩む患者さんのよきガイドとなることです．

ここで，前章で触れた他者承認の態度を思い出してほしいと思います．「他人に成り代わって痛みを背負ってあげることはできない，しょせん他人事だ」という治療者のニヒルな態度は，治療に悪影響を与えます．かけがえのない存在同士は，なかなか理解し合えないが，地道に知り合っていこうという態度（"戦略的ニヒリズム"）（☞p48参照）が重要です．

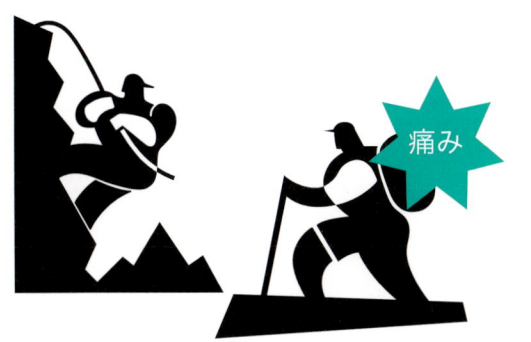

痛みを抱える患者のガイドとなる

鍼灸治療は「ガイド」スタイル？

　以上，痛み，特に慢性痛を抱える患者さんと治療者の関係，治療の形を定式化しました．文量は少ない項目でしたが，慢性痛症の治療において，この「形」を意識することは非常に重要です．どの鎮痛剤を使うか，などということより，よほどこだわってほしいですし，診療のなかで繰り返し「形」を確認してほしいと思います．この意識の違いによって，治療経過がまったく変わってきます．それを説明するのに「鍼灸治療」を例にあげることにしましょう．

　一般整形外科をしていたとき，しばしば経験したのが，「鍼治療に行ったらよくなった」という患者さんです．長年，腰痛のため通院しており，鎮痛剤やブロック注射，リハビリ，物理療法など，ありとあらゆる治療を試してもよくならなかった痛みが，鍼治療をしてもらったらたちどころによくなったというのです．これまで治療をしてきた側はなんだか申し訳ない気持ちになったりします．では，既存の(整形外科)治療と鍼治療にどんな違いがあるのでしょうか．

　実は，私の弟は鍼灸師だったりするのですが，私自身はまったくと言っていいほど鍼灸の知識はありません．ただし，構造構成的痛み論に照らして考えると次のようなことは言えます．

既存の治療と鍼治療の違いは，治療関係の形にある

　既存の整形外科的治療は①や②の形であることが多いと思います．患者さんは医療者に身を委ね，科学の力で痛みをとってもらうために来院しており，医療者もそれに応えようとしています．しかし，これまで見てきたようにそれが裏目に出ることがあるのでした．

7. 原理を実践に活かす―構造構成的慢性痛症治療

鍼治療の形は③に近いのではないでしょうか．あくまで患者さんの身体の中という場所で，乱れてしまった気の流れ，身体のバランスを整える，そんなイメージを持って治療が始まります．治療者の位置づけは，魔法のような力で痛みを取り去る人なのではなく，気の流れを少しだけ方向修正する，まさにガイドの役割をもっています．この形，治療開始時のイメージの違いが大きいのだと思います（ですから，これは鍼に限ったことではありません．同じようなイメージで行われるのであれば，その施術が灸でも，ツボ押しでも，カイロプラクティックでも，果てはお皿の裏で擦るのでもいいのです）．構造構成的痛み論で考えれば，こうした治療の形を持って，患者さんの世界への向き合い方が，がらっと変わったときによくなってしまう痛みがあることは不思議ではありません．

> 【レントゲンかけたら痛みがよくなった!?】
> 　世の中には色々な人がいるものです．もう10年以上前ですが，特に印象に残っている患者さんがいます．やはり，一般整形外科をしていたときですが，70歳代くらいの男性でした．話を聞くと，どうも膝が痛くて受診したらしい．ぱっと見て腫れたりはしていなさそうなので，おそらく変形性関節症なのだろう．まずレントゲンを撮りましょう，とＸ線検査に送り出しました．画像ができ上がって，診察をしなおそうということになったのですが，いくら呼んでもその人がいません．受付の人に聞いてみると，その男性「いやあ，レントゲンかけてもらってよくなったから帰るわ」と言って出て行ったそうです．当時は「いやいや，レントゲンって放射線治療じゃないんだからさあ」と1人突っ込んでいましたが，今ならレントゲンを撮るということが，大きな契機となり，その人の痛みの構造が変わったという説明ができます．

▶ 診断名をつけない!?

診断名＝名づけをしない・・・

構造構成的慢性痛症治療では，診断名をつけません！　もう，たくさんの批判を生みそうなフレーズです．しかし，早まらずに，どうかこの先を読んでください．
　もちろん，私も診断名をつけます．こう見えても，日本の医療ルールに従った診療を心がけていますので，病名に見合った薬を投与しますし，その病態をよく

するために必要なケアを提供しています．だから，私の書いたカルテには，その人の診断名・病名がきちんと載っています．しかし，私の「心の中」では，慢性痛症をそれ以上の別の診断名で区分けすることはしていません．それは"名づけ"をすることのデメリットを回避するためです．

名づけは恣意的である

　あるものを指し示すときの名づけの仕方，およびその言葉は恣意的にできあがったものです．別の言い方をすれば，言葉は，世界にあらかじめ存在している秩序に則って物事を指し示しているわけではなく，たまたまその集団（民族や住民・社会）内で，たまたまできあがった世界の文節のルールでしかないということです．このような，言葉と，言葉が指し示すあるものとの関係を徹底的に考えた人がいます．スイスの言語学者でフェルディナン・ド・ソシュール（☞用語解説参照）という人です．そのソシュールの言語論のうち，ここでは特に言葉（コトバ）の恣意性について説明しようと思います．

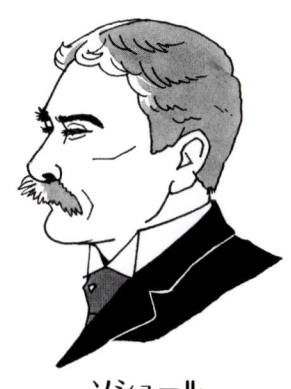

ソシュール

用語解説

【フェルディナン・ド・ソシュール（Ferdinand de Saussure, 1857～1913年）】
　スイスの言語学者，言語哲学者．「近代言語学の父」といわれている．記号論を基礎付け，後の構造主義思想に影響を与えた．ソシュール以前には，客観的な自然界の秩序が，言葉による名指しや文節化と無関係に不変なものとして存在するという考えが一般的であった．しかし，ソシュールは事物の分節や，事物と言葉の対応も恣意的であって，あらかじめ秩序が存在しているわけではない，むしろ言葉による世界の分節化が我々の世界認識を創り出している，という言葉と世界の関係についての根本的な考え方の転換を行った．
　（参考：岡本拓也：わかりやすい構造構成理論，緩和ケアの本質を解く，青海社）

7. 原理を実践に活かす―構造構成的慢性痛症治療

●ソシュールの言語論より〜言葉の恣意性について

たとえば，本書の読者はおそらく日本語を話す人がほとんどでしょう．日本語が通じる場所で「inu」とあなたが発声すれば，周囲の日本語を話す人のほとんどが，4本足で歩いてワンワンと吠える毛むくじゃらの動物を思い浮かべるでしょう．しかし，それを「inu」と呼ぶのは恣意的に決まったことです．「言葉が適当につけられているなんて!?」そう驚いた人もいるかもしれません．ここでいう「恣意的」というのは，適当にとか，めちゃくちゃに，というのではなく，歴史的・社会文化的な偶然性として，という意味です．いずれにしても，もともと自然界に inu と呼ばれるような秩序ある集団が存在し，それに名づけをしたのではなく，人間（日本で暮らしてきた人）がたまたま，その4本足で歩いてワンワンと吠える毛むくじゃらの動物を指して「inu」と呼ぶようになったに過ぎないのです．むろん，日本語以外では「inu」とは言わないわけですから，いかにたまたま日本ではそう呼ぶようになったかということがわかると思います．

> 【マグロはどんな魚か】
> さらに「マグロ」の例を上げておきましょう．日本語で「マグロ」といえばクロマグロ，ビンナガマグロ，キハダマグロあたりを示すものですが，英語でマグロを表す「tuna」という言葉には，日本語でいうところのマグロ以外にも，カツオやソウダガツオ（サバに似た魚）も含まれています．このどちらかが正しいのではなく，あくまで歴史的・社会文化的な偶然として，マグロや tuna と呼ぶ範囲が決まってきただけであって，そこに根拠はないのです．

問題はここからです．人間は悲しいかな，自分で使っている言葉が恣意的なものであるということを忘れています．そして，自分達の使っている言葉の分節の規則は，人間が存在する前から存在している世界の秩序だと誤解しているのです（これを「言葉の蔽盲性」といいます）．言い換えれば，言葉の恣意性を忘れることにより，我々は自ら自分自身や自分の思考を，その言葉によって枠にはめてしまうのです．構造構成主義のもととなっ

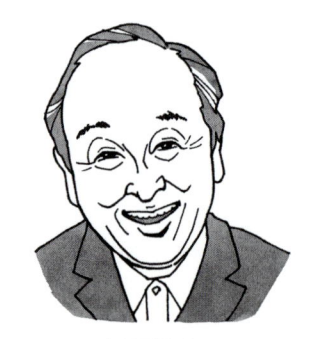

池田清彦

た「構造主義科学論」(☞用語解説参照)を書いた池田清彦の論をみてみましょう．

> 　虹の色はズーニーインディアンでは五色であると言われているし，ローデシアの一言語であるショナ語では三色，ウバンギの一言語であるサンゴ語やリベリアの一言語であるバッサ語では二色である．これらのことが何を意味するかはおわかりであろう．
> 　色という何らかの実質があって，それに対して色の名称がついているのではないのである．我々はまずなまえをつける．然るのちになまえによって分節されたかくかくしかじかの色があたかも実体のような貌をして現れてくるのである．(中略)
> 　文化としての言語(ラング)が規定している色の名称を自明のものとみなし，これに従って世界を眺めているのである．すなわち，名称体系は我々の思考枠をしばっているのである．
> 　(池田清彦：分類という思想，新潮選書，p21，1992)

　ここでいう「しばられた思考枠」というのは，本書で繰り返し指摘してきた実在論的な世界観と同型です．「自然界には客観的実在としての秩序があり，それに対して人間が言葉を当てはめた」というそれまでの世界観を，ソシュールが「モノと名称の対応，モノの分け方も恣意的，言葉によって世界を分節すること自体が，私たちの世界認識を生み出している」と100年以上前に顛倒させたわけですが，人間の自然的態度はそう簡単に顛倒しきれるものではなかったのでしょう．ソシュール以前の世界観は現代まで根強く残っているのです．

用語解説

【構造主義科学論】
　池田清彦によって体系化された科学論(メタ科学論)．客観的に実在する外部世界の真理を究めるのが科学とされている中，フッサールの認識論やソシュールの言語論を踏まえ，科学とは何らかの同一性(構造)の追求であるとし，外部実在をおかずとも科学は成り立つと主張した．西條の構造構成主義の元となった理論．
　(参考：池田清彦：構造主義科学論の冒険，講談社学術文庫，1998)

7. 原理を実践に活かす—構造構成的慢性痛症治療

●言葉は現象を表しきれない

では，思考が縛られると何が問題なのでしょうか．池田清彦は「構造主義科学論」のなかで，このように書いています．

> コトバとは変なる現象から不変なるなにかを引き出すことができると錯覚するための道具のひとつなのです．
> （池田清彦：構造主義科学論の冒険，講談社学術文庫，p70，1998）

ここは，少し説明が必要でしょう．まず，「現象」は，立ち現れたすべての経験でした．そして，現象は記述された時点，すなわち"名づけ"がされた時点で現象ではなくなってしまうことも書きました（☞p36 参照）．なぜなら，現象は時間を内包しているからです．ここでも池田の記述を借りようと思います（☞p113 参照）．「たとえば，皆さんが読んでいるこの本，1分前に読んでいた本と同じものだと思っていますよね．しかし，これも皆さんの前に立ち現れた現象であると考えると，1分前の本と，今目の前にある本とは違うものです．だって，たった1分といえど，時間が経っているわけですから，紙の質がわずかに変質しているでしょうし，宇宙から降り注ぐニュートリノが変化を伴って常に本を貫いているでしょう．また，本が置いてある地球は動いているから，位置も違います．」このように，一見変わることがなさそうな本のような物体であっても，少なくとも時間が違えば，同じ現象ではなくなるのです（時間という志向に相関した構造になるといってもいいと思います）．

しかし，我々は「この本」という言葉の付与＝名づけによって，本来違う現象である1分前の本と，今この瞬間の本を，同一のものだと，自ら錯覚せしめているのです．

ヘラクレイトス（紀元前500年頃）という哲学者の有名な言葉に「同じ河に君は二度と踏み入れることはできない」というのがあります．また，こうも言っています．「私たちは，同じ河に入り込むのであり，入り込まないのである．私たちは存在するのであり，存在しないのである」．河には何度でも入れるけれども，水は常に流れているわけであるから，まったく同じ河（水）に入ることはできない．人間も同様で，昨日も今日も同じ「自分」ではあるけれど，原理的には違う自分であるのだ，ということを言っているのだと思います（参考：竹田青嗣，西 研（編）：はじめての哲学史 強く深く考えるために，有斐閣アルマ，p39-40，1998）．「同じ河に二度

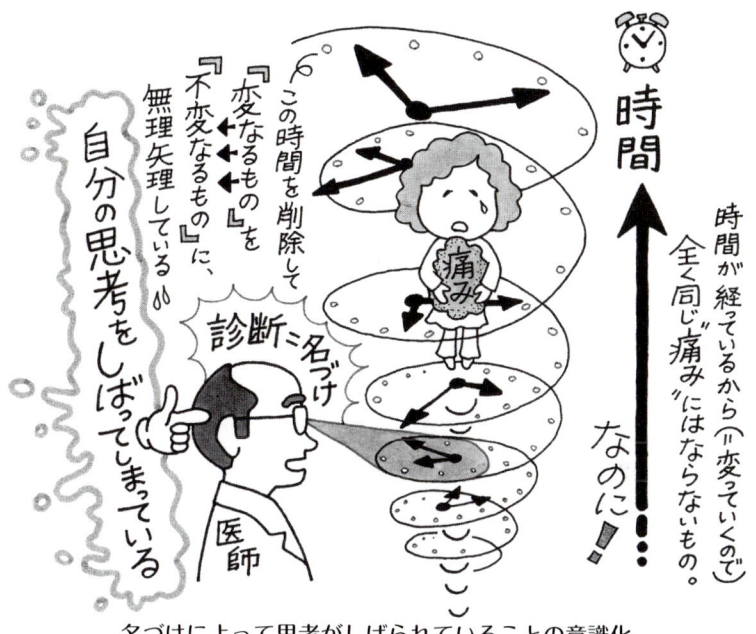

名づけによって思考がしばられていることの意識化

と入れない」という言葉は，構造は時間を内包していることを端的に表しています（鴨長明も「方丈記」の冒頭で同じようなことを書いていますね．「行く川のながれは絶えずして，しかも本の水にあらず．」というやつです）．

　いずれにしても「変なる現象を不変なる何かだと錯覚する」というのはこういうことです．名づけによって思考がしばられるというのは，我々が，言葉を使って自ら，元来変わりゆく物事（＝構造）から時間を削除し，無理に同一視しようとすることだと言えるでしょう．

診断名は思考をしばる

　もうおわかりでしょう．診断という行為も，名づけに他なりません．診断名を付与するということは，患者さんによって，または同じ患者さんのなかでも，時間によって変わる何かしらの不具合を，時間を止めて，患者さんごとの個別性はとりあえずなかったことにして，ひとつの名づけで括ることです．私は，診断学を究めようとしている方々にケンカを売る気はありませんし，診断をするという営為は自分自身，今後も行っていくでしょう．診断名には意味がない，不要だと言っているわけではないのです．ただ，名づけをすることの思想的限界を知りな

7. 原理を実践に活かす—構造構成的慢性痛症治療

がら診断をすることを推奨したいだけです．

そして，痛みは「構成され続ける構造」ですから，構造構成痛み論で捉える痛みは，時間を内包しているものです．慢性痛症に対しては，とりわけ，この時間の観点を重視しなければいけないと考えています．構造構成的慢性痛症治療においては志向の変化によって動き続ける構造をイメージしたかかわりが重要であることはすでに述べました（☞p105参照）．ゆえに，時間の観点をなくして，思考をしばり，変なるものを不変なるものにしてしまう"名づけ"は最小限にしたいのです．こと，慢性痛症に関しては，私は「慢性痛症」と大きく括るところまでいいと考えています．それ以上の分類は必要ありません．慢性痛症だと大きな診断がされたのであれば，あとは構造構成的慢性痛症治療に則っていくのみです．

こうした理由から，私は，たとえば「線維筋痛症」という診断名を使いません．線維筋痛症は原因不明で，全身の痛み，不眠，抑うつ，過敏性大腸炎などを合併する疾患群です．もちろん，このような患者さんがいることは知っていますし，それに近い人を診た経験もあります．しかし，線維筋痛症に保険適応の通っている薬剤を使うため，という理由以外で線維筋痛症という名づけをするメリットを私は感じないのです．それが，線維筋痛症という定義にあてはまる人であれ，そうでない人であれ，慢性痛症として大きく認識したうえで，あとはそれぞれの志向を探り，志向を変える契機を個別に考えていくということになるわけですから．

▶ 構造を意識させる〜どんな言葉を投げかけるか

ここまで扱ってきた痛みという構造は，当然ながら，他ならぬ患者さんが抱えているもの，もっと言えば，「患者さんそのもの」です．我々は治療者として，契機を投げることはできるかもしれませんが，患者さん自身が痛みという構造をイメージできなければ，痛みを望ましい方向に向けるのは難しくなります．しかしながら，すべての患者さんに，「構造構成的痛み論ではですね，そもそも痛みとは志向相関的に構成され続ける構造なのであって，その志向を変えるのにどんな契機が必要なのか……」などという説明をするわけにはいかないでしょう．患者さんとよい治療関係（前述の形③「私はあなたのガイド」スタイル）をつくり，患者さん自身に自分の痛みの構造をイメージしてもらうために，うまい説明を考えなければいけません．以下に，私が実際に使っている言葉を紹介します．

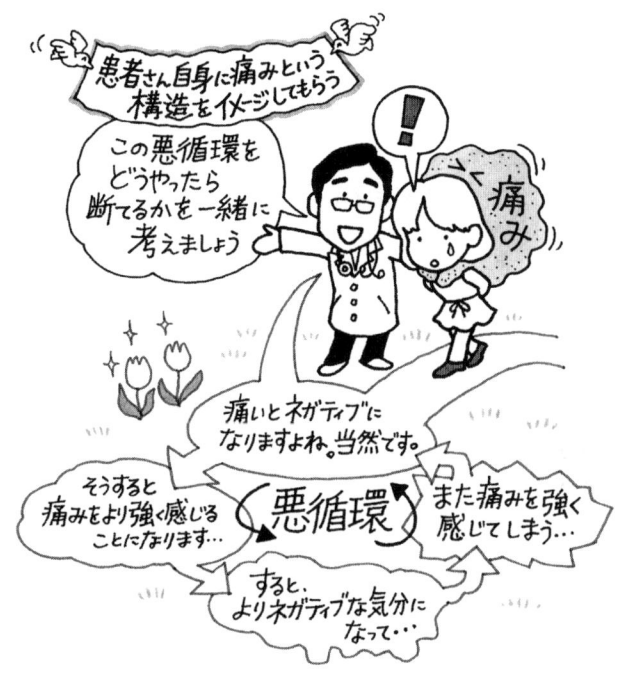

「悪循環」の説明により構造を意識化させる

「痛みの悪循環を断つ」

　「悪循環」という言葉は，構造構成的な考え方からすると，少々厳密性を欠く言い回しです．構造は構成され続けて，変わり続けていくものですから，循環してもとに戻るようなイメージではありません．たとえ，元に戻ったように見えるものであっても，それは構成された新しい構造と考えるべきです．しかし，痛みの臨床においては，まさにこの言葉がぴったりの状況があり，そのように伝えるほうが，患者さんの納得度が高いことがあります．以下に，いくつかの説明例を示します．

①「痛いとネガティブな気分になりますね．当然です．でも，そうすると，痛みをより強く感じるようになります．すると，よりネガティブな気分になり，また痛みを強く感じるという悪循環です．この悪循環をどうやったら断てるか考えましょう．」

②「痛いと動くのが嫌になりますよね．でも，使わないでいた筋肉や関節を次に動かそうとしたときに，痛みを伴うんです．するとよけい動かさなくなり

ますね．そしてまた痛みが出るという悪循環です．この悪循環をどうやったら断てるか考えましょう．」
③「痛みが強いと働くのは大変ですよね．でも，働けないという焦りやストレスは，痛みをより強く感じさせる方向に作用します．すると，また働けないという悪循環です．この悪循環をどうやったら断てるか考えましょう．」
④「痛いとできないことが増えるので，まわりの人が手伝ってくれることがあると思います．これは基本的にいいことなのですが，人によっては手伝ってくれるという状態に慣れてしまい，痛みが慢性化することがあります．すると，さらにできないことが増えていくという悪循環です．この悪循環をどうやったら断てるか考えましょう．」

共通しているのは，痛みを「悪循環」という巡りゆくものというイメージで説明することにより，自分のなかの「構造」なのだという想起を意図していることです．

「痛みの記憶（記憶としての痛み）」

　すでに述べたように，慢性痛症は，はじめに痛みの契機となった"身体の傷"はもう治癒しているか，そのような傷すら見当たらないことがほとんどです．現代に生きている患者さんは，通常，自然的態度で，「どこかに傷があるから痛いんだ」と実在論的（☞p68参照）な痛みをイメージしています．そして，「調べれば原因がわかるはずだ」「原因がわからないと治療にならない」となって，なかなか治療が進まないということがあります（はじめから「痛みは私の物語なのです」などと言う患者さんには会ったことがありません．ひょっとすると，痛みをそのように考えられる人は，慢性痛症になりにくい，もしくはなったとしても自分で折り合いをつけているのかもしれません）．そのような人に，痛みを構造として認識してもらうのは，なかなか難しい作業です．そんなとき，私は「記憶」という言葉を使います．

　「痛みの原因となった傷はもう治っているようですね．しかし，まれに痛みが脳や脊髄に記憶として残ってしまう人がいるのです．はじめの原因はなくなっているのに，痛みが続いているのはその記憶のためです．神経回路に染みのようにして痛みが残っているんです．その染みを抜くためには，神経に様々な方向から働きかけてあげる必要があるんです．」

　脳，脊髄，神経という実在の名称を使うことで，実在論から逃れられていない人であっても，自分のなかの構造というものをイメージしてもらうことができます．そして，神経への働きかけという言葉を通すことで，実在論者が嫌がること

が多い．カウンセリングや向精神薬などの「こころに働きかける」治療法のハードルも下がるように思います．

「現に痛みはある」

　慢性痛症の患者さんは，いくつかの病院を回り，何人かの医師と会ってきて，それでも痛みがよくならなかったという経験を持っています．むしろ，それが慢性痛症の証拠といってもいいくらいです．いくら調べても原因がわからず，また様々な鎮痛療法をためしても痛みがよくならかった人達です．その中には，「（痛みはないという意味で）気持ちの問題だろう」とされたり，「働きたくないから痛いって言っているんじゃないの？」と詐病扱いされてきた人もいます．誰も私の痛みはわかってくれない，どんな医療も役に立たない，そうして患者さんは孤独に追い込まれるということはすでに述べました．

　何をやっても無駄，誰にも理解してもらえないというあきらめ（ニヒリズム）（☞p48参照）の結果，自分の痛みに蓋をしている人がいます．つらいことをなかったことにする，というのはひとつのコーピング（☞用語解説参照）なのかもしれませんが，痛みという構造に働きかけようとする際にはうまくありません．そんなときには，やはり，今ある痛みを自らのものとして再認識してもらう必要があります．「これまで大変でしたね．痛みなんてなければいいのに，と思いますよね．でも，現に（あなたの中に）痛みはあるんですね．」と，蓋を外すところから始めるのです．この問いかけによって，患者さんは自らに立ち現れている現象として，痛みに向き合い直すことになります．

　戦略的ニヒリズム（☞p48参照）の観点から考えると，このように，痛みをいったん"どうにもならないもの"と認識するフェーズは，ある意味では必要なのかもしれません．「この痛みの原因さえわかれば（よくなるに違いない）」と，実在としてただひとつの原因を探し求めている人，また，「あの交通事故の相手のせいなんだ」「これまでの医者がちゃんとしていればよかったのに」「あの手術さえしなければ」などと，他責的な考えが強く，原因を外在化している人は，痛みを自らの構造として捉えることが難しく，結果，構造構成的な治療にうまく乗れません．患者さん自身が，「今の痛みは，（理不尽だけど）自分に起きてしまったもので，どうも完全によくするのは難しいようだ，でも，少しずつ変えていくことはできるのではないか」という戦略的ニヒリズムの考えを持てるような支援をすることが必要のように思います．

7. 原理を実践に活かす—構造構成的慢性痛症治療

> **用語解説**
>
> 【コーピング】
> 　心理的なストレス状況や問題に直面した際に，状況に対処しそれを克服しようとする個人の努力のことを対処＝コーピングという．また，そのための具体的行動をコーピング行動という．この言葉はフロイトも使用したとされている．
>
> 　（参考：梅津八三，相良守次，宮城音弥ほか監：新版　心理学事典，平凡社，1981）

「梅干しを想像してみて」

　自分がまぎれもなく感じている痛みが，身体の傷なのではなく，ある種の「心」が関与しているものだということは，実在論（☞p68参照）に浸かっている現代人には納得しがたいことです．身体は身体，心は心として独立したものだという心身二元論（☞p3参照）の視点が，痛み解決の足かせになっていることはすでに述べました．そして，身体も心も構造を構成する志向と考えることで，心／身という二元論から脱して，痛みを理解する考えが構造構成的痛み論でした．ですから，ここまで読んできた皆さんは，すでに心身二元論に囚われない形で痛みを視ることができるようになっていると思います．今度は，皆さんが至っているその視点を，患者さんにも感じ取ってもらうことが必要になってきます．

　「百聞は一見にしかず」という言葉通り（一説にはその続きに「百見は一行にしかず」というのもあるらしい），見たり体験したことは納得しやすいのが人間という動物です（「自分で体験したことしか信じない」という自由度のない体験主義者（☞用語解説参照）になることはお勧めしませんが）．そこで，心と身体のつながりを患者さんに"体験"してもらうために，私はこんなことをよくしています．

　おもむろに片手をポケットに入れ，手を握ったまま取り出します．そしてこう言います．「この中に梅干しが入っています．塩分濃度20％，特別しょっぱくて酸っぱい梅干しです．」「さあ，どうですか．つばが出てきませんか？……ただイメージしただけで，身体に変化が起きるんですね．これほど心と体は密接につながりを持っているのですよ．」ただ単に「梅干しをイメージしてください」というよりも，こうしたアクションがあるほうが，うまくいくことが多いです．

ここで，心／身という区分けを強化してしまうと，自然的態度に逆戻りとなってしまいますので，心身連関の体験を通して，この2つが分かちがたく，ひとまとめの構造として見ていくのだ，という方向性で使用したほうがいいかもしれません．

> **用語解説**
> **【体験主義（者）】**
> 　自分が体験したこと，経験したことを正しさの根拠とする態度のこと．自らが直接感じたことだけを信じるということであり，同じく「経験」に基づいて確かめられることを共有できる真実とする経験主義とは別物．

「うまくやれていますね」

　構造構成的慢性痛症治療を行っていると，急に痛みがよくなったという瞬間があります．慢性痛症のよくなりかたは，ケーブルカーのように連続的なものではなく，階段状の経過（もちろん，階段を"下りる"こともあります）が多いように思います．おそらくそれは，ある契機が有効に働きかけたときであり，だから，その契機がなんであったのかを見極めることが大切です．薬剤のこともあるし，治療者の声掛けのこともあります．さて，痛みが軽減したのはとても喜ばしいことですが，この瞬間は，治療構造としては，形が崩れるリスクを孕んでいるときでもあります．

　医師はあくまで患者のガイドであるという治療関係（「私はあなたのガイド」スタイル［☞p108参照］）で慢性痛症治療を行っているなかで，たとえば，ひとつの薬剤を投与したとしましょう．幸いとてもよく効いて，患者さんの痛みがだいぶ軽減しました．次の診察日に，患者さんは「先生，ありがとうございました．これまでどんな薬も効果がなかったのに，今回の薬はとてもよく効きました．先生のおかげです！」患者さんから感謝されることは，治療者のこの上ない喜びです．しかし，私はこうしたとき，喜びと同時に，ある種の危機感も感じます．「薬で痛みがよくなった」「先生がよくしてくれた」という言葉は，患者さんが痛みを外在化（「いっしょに痛みをやっつけよう」スタイル［☞p107参照］）したり，まな板の上の鯉（「まな板の上の鯉」スタイル［☞p107参照］）になりかけている証左であるからです．

　だから，私はこのように言います．「痛みが軽くなって本当によかったです．先

日の薬はいいきっかけになったようですね．よくなったのは，○○さんが上手にやれているからだと思いますよ．自分で自分の痛みをうまくコントロールできるようになったのだと思います．」この言葉は，ただ謙遜しているのではなく，また（陳腐な意味で）患者さんを褒めているのでもありません．痛みが軽くなってしまったゆえに起こる治療関係の（よくない）変化を回避する目的で発する言葉なのです．痛みという構造は，患者さんのもの，もしくは患者さんそのものです．痛みの治療が，患者さんの自発的な取り組みであり続けるようにサポートするのが治療者の役割です．

▶ 契機としての薬物療法

　近年，少なくとも医師の間では，慢性疼痛（ここではあえて慢性痛症と書いていない）に対する認識は高まっていると思います．その理由のひとつとして，いくつかの薬剤が慢性疼痛をターゲットとして開発され，発売が続いていることがあります．薬剤の選択肢が増えることはよいことです．治療の幅を広げることができます．これらの薬剤の薬理学的機序，薬効，具体的な使用法については，数多の文章，参考図書が存在しますので，ここでは，「構造構成的慢性痛症治療」における薬物療法の考え方を，記述することにします．

薬物療法は契機である

　構造構成的慢性痛症治療においては，薬物療法は契機のひとつと考えます．薬剤が効く／効かない（効いた／効かなかった）ということは，契機として薬物療法を患者さんに投げ込んだときに，痛みという構造を望ましくない方向にむけている志向のひとつ（もしくはいくつか）を変え，構造を望ましい方向にむけられたかどうかで判断されることです．患者さんそれぞれ痛みの構造は違うわけです．同じ薬であっても，その時の患者さんの志向，構造によって，その契機がうまく働くかは変わります．だから，「○○神経痛」などという名づけによって同一視された同じ診断名の患者さんであっても，薬が効いたり効かなかったりするというのは合点がいくことなのです．ただし，その，効いたり効かなかったりというのはランダムに起こることではなく，治療者が患者さんの痛みの構造，志向を見極めることができれば，予測が可能ということになります．

　ですから，慢性痛症においては，治療全体における薬剤の位置づけは，あまり

高いところに置かないほうがいいと思っています．少なくとも過信はいけません．客観的実在として，「○○神経の障害があるから，○○という薬が効くはずだ」という括りでしか治療を考えられないと，もちろん，効果を示すこともあるでしょうが，効果がなかったとき（もしくは，いったん効いていたのに，効果がなくなったときのほうが困ることが多い）に思考停止し，次にどうしたらいいかわからなくなります．しかし，薬物療法が契機であるという観点を持てていれば，その契機がターゲットにしていた志向が思っていたものと違うものであったのか，もしくは痛みの大きな構造のなかでは，その志向が小さいものであったのか，などと，痛みの構造を見直すことにつなげることができるのです．

以前効かなくても，今なら効くことがある

　薬剤の効果は構造を動かせたかどうかによって決まりますので，構造が変化すれば（痛みは「構成され続ける構造」ですから，原理的に常に変化し続けている），効果も変わります．これはつまり，以前使った薬剤であっても，構造が変化した今なら効くこともあるということを意味しています．薬剤の選択肢は有限ですので，「一回効かなかった薬はもう二度と使わない」というスタンスでいると，早晩使える薬剤はなくなります．患者さんも，このスタンスの方が多いので，私は早い段階で，「痛みはどんどん変わっていきますので，前に使って効果がなかった薬でも，時期が違えば効果を示すこともあります．「前に効かなかったから」と言って，薬の選択肢をなくさないようにやっていきましょう．」などと予防線を張ることにしています．

　構造が変わるわかりやすい例は，別の病態の痛みが生じたときです．慢性痛症の人は，新しい部位の新しい痛みが生じても，残念なことに，周囲（医療者を含む）からは「またあの人痛いって言ってるわ」と受け流されていたりします．

　また，自身も長く痛みと付き合ううちに，何が痛くて何が痛くないということなのかが，わからなくなってしまうこともあり，新しい病態に気がつかないということがあります．新しく生じた痛みは，別の病態を考えて診察しなおす必要があります．実例では，慢性痛症治療中に，帯状疱疹の痛み，ぎっくり腰（急性腰痛），狭心痛，胃潰瘍による心窩部痛，腸炎による腹痛，痔核の痛みなどが新たに生じた患者さんを診ました．これらの薬物療法については別途一から考え直すことになります．わかりやすい例示として「別の病態の合併」を紹介しましたが，同じ慢性痛症の構造のなかでも，おそらくは心理的な変化，痛みの意味づけの変

7. 原理を実践に活かす―構造構成的慢性痛症治療

化などによって，構造が変わり，薬剤の効きが変わってくることがあります．選択肢はいつも残されているのです．

対病名ではない薬剤選択

「診断名をつけない!?」のところで述べたように，構造構成的慢性痛症治療法においては，慢性痛症をそれ以上の診断名で分けることはしていません．それゆえ，この病名だからこの薬を使うという思考過程をたどらず，構造にかかわる志向を捉えるという独特の見解で必要な薬剤を選択していきます．

たとえば，慢性痛症の人で，ある一定期間持続して，気持ちの余裕がなく，少しいらいらしているような様子が見られたとします．ここで，痛みがあるからいらいらしているのか，それともいらいらのほうが先なのかなどとは考えません．今現在の心理状態が痛みの構造をどう動かしているかを考えます．通常，こうした心の状態は痛みにとって有益ではないので，介入することになります．たとえば，患者自身がリラックスできる場所を自分で思いついたり，気持ちが落ち着くような方策（瞑想法など）を知っていれば，そちらを先行させますが，通常，そういうことができないから困っているのであって，薬剤も試してみることになります．

私は抑肝散，香蘇散などの漢方製剤をよく使用します．ベンゾジアゼピン系の抗不安薬も使うことがありますが，依存・耐性の心配があるので，なるべく後回しにします．ごくまれに，少量の抗精神病薬を使うこともあります．もちろん，その際には副作用としてのアカシジアの出現により，かえって"落ち着かなさ"が増強しないように，きっちりモニタリングはしています．

いずれにしても，これらの薬剤の役割はひとまず落ち着くということです．ひとまず落ち着いたのち，それを恒常的にしていくためには，ある種の"気の持ちよう"の変化が必要で，人によっては認知行動療法が有用かもしれません．この例から，構造を見極めたうえで，薬剤＝契機を投げ入れて構造を変えていくという考え方がよくわかると思います．

薬剤をいつやめるか～オピオイドを例として

いったん始めた薬物療法をいつ辞めるかということは，痛みの臨床に限らず，薬物治療の永遠の課題です．原理的には，薬剤という契機が構造に対して大きな影響を及ぼさなくなった，もしくは契機が望ましくない方向に構造を変化させるようになったとき，薬剤をやめることになります．しかし，この言明だけでは，

臨床でどう実践したらいいかわからないと思います．そこで，オピオイドを例にとって，特に契機が望ましくない方向に構造を変化させるというのはどういうときか，紹介しようと思います．

ここ数年で，慢性疼痛（ここもあえて慢性痛症とは書きません）に対するオピオイド鎮痛剤の選択肢がとても増えました．

オピオイドを使うときに，とても重要な副作用があります．それは眠気です．副作用というよりは，オピオイドの量を調整するときの指標といってもいいかもしれません．オピオイドは，基本的に増やせば増やすほど鎮痛効果が増す薬剤です．鎮痛としては限界がない薬剤なのです．しかし，途中で限界がきてしまいます．それが眠気です．増やしていくと，あるところで眠くなります．その量は人によって様々で，同じ人のなかでも，その時の痛みによって変わります．痛みが楽になっている，でも眠気で困らないという最大量のラインがあるということです．オピオイドの治療はそのラインを見極める作業といってもいいかもしれません．

オピオイドを使いながら慢性痛症の治療をしていくと，オピオイドの量を変えていないにもかかわらず，この眠気が出るようになることがあります．眠気という言い方だけではなく，ぼーっとする，すっきりしない，頭がうまく働かないなどと表現されることもあります．これは，痛みの構造が変わってきた結果，オピオイドが働きかけていた志向の影響が少なくなってきており，相対的に過量になったということだと考えています（あくまで経験的にですが，抗うつ薬などでも同じように，必要度が下がると副作用が出だすということが起こります）．そして，ここが薬剤を減じたり，やめたりするタイミングです．このように，薬剤の止めどきも構造構成的に考えることができます．

【オピオイドの薬理作用】
　薬理学的な視点だけで述べると，オピオイド鎮痛剤はアヘン（オピウム）が結合するオピオイド受容体に親和性を持つ物質名の総称で，強力な鎮痛剤です．主に脳や脊髄などに働きかけて，痛みの伝わり自体を遮断する機序を持っており，慢性疼痛の治療にも使われるようになってきました．作用機序など，さらに詳しいことが知りたいという場合には成書をご参照ください．

7. 原理を実践に活かす—構造構成的慢性痛症治療

薬物療法はバランスゲーム

　前項のオピオイドの例にもあったように，薬剤というのは必ず，主作用（人間が利用したいと考えている作用）と副作用（人間がなければいいのにと考える作用）の2面性を持っています．この2面性のバランスをとることは，薬物療法の宿命みたいなものですが，ここでは，このバランス取りについて解釈を広げてみようと思います．

　慢性痛症に使用する薬剤の多くには，オピオイドのように眠くなったりぼーっとしたりする副作用があります．俗っぽく言えば"神経をなだめる"薬剤ですので，しかたないような気もします．これらの薬剤に効果があるとき，効果と眠気のバランスをとるわけですが，単純に患者さん本人が眠気に困ってないと言うのならそれでいい，というふうにはしないほうがいいと考えています．構造構成的慢性痛症治療のコアは，患者さん自身が痛みという構造を認識し，コントロールを試みることです．一時だけ痛みから逃れるという意味ではいいのかもしれませんが，ぼーっとして過ごすことは，痛みを自身のものとするという，治療にとって大変重要な作業を阻害します．薬物療法に限りませんが，慢性痛症の治療はこのような，抜き差しの微妙なバランス感覚を必要とする営為です．こちらを引けばあちらに傾き，あちらを引けばこちらに傾くというバランスゲームに似たところがあると，いつも思っています．

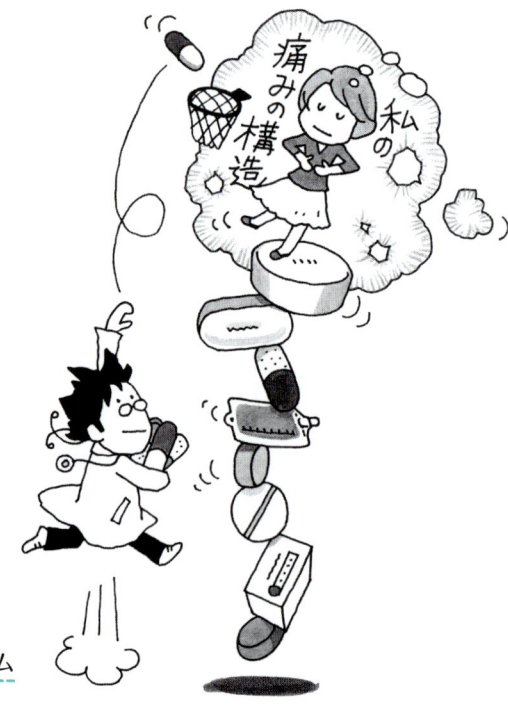

慢性痛症の治療はバランスゲーム

▶ 構造構成的慢性痛症治療の実践例

　構造構成的慢性痛症治療を行った患者さんを 1 人紹介して，治療論のまとめとしたいと思います．個人が特定されないように，適宜変更を加えています．また，紙面の都合上，治療期間はだいぶ短くしていますが，実例です（実際はもっと長く，もっと紆余曲折がありました）．患者の語り（治療者のフィルターを通したもの），アセスメント（治療者の見立て），患者さんと治療者のコミュニケーションをひっくるめて示すために，治療者の私が書いた"とても丁寧な"カルテという設定で記述します．

12月22日
○ 整形外科からの紹介患者さんあり
○ 田中和子さん 69 歳
○ 背部痛，これまでに 20 箇所以上の病院を回ったが原因不明とのこと
○ NSAIDs，アセトアミノフェン，コデイン，トラマドール……すべて無効
○ 脊椎 MRI にて第 9 胸椎の椎体内血管腫あり，塞栓術を行ったが痛みは変わらず
○ その他，頭部 MRI，全身 CT など画像検査したが，異常所見なし
○ 痛みは左肩甲骨下縁あたりに限局，日に何回か同部に突き刺すような痛みが生じる．痛くなった時間をこと細かにノートに記載している
○ お風呂に入ると楽なので，日に何度もお風呂に入っている
○ 夜間は眠れているという
○ 夫は 20 年前に他界，実娘夫婦との二世帯住宅だが，家事・身の回りのことは自分でしている
○ 絵手紙やソーシャルダンスなどの趣味を持っていたが，最近は痛みがあるため，していないとのこと

田中さん「家のことはできます．娘夫婦は働きに出ているので，日中は 1 人です．痛みの原因がわかっていないので，原因を調べてほしくて．友だちに，背中が痛いならすい臓がんなんじゃないか，って言われて．本当に癌じゃないんでしょうか？」

○ 日に何度も突出する肩甲背部の限局性の痛み，画像による精査では異常なし．

7. 原理を実践に活かす―構造構成的慢性痛症治療

疎通性（☞用語解説参照）は良好，認知障害もないだろう．抑うつ状態は否定的，それよりも不安，心気が強いように思われる．心理社会的な志向はまだ不明．いずれにしても，慢性痛症として治療を構造化していく

治療者「痛みが続いているようで大変でしたね．これまで，先生方がそれぞれ専門的な目で調べてくれたようですので，少なくともがんなどの原因は考えなくてもいいと思います．こうした慢性化した痛みは，様々な原因が混ざり合ってできていることがほとんどです．そのため，よくなるのには時間がかかりますが，いろいろな方向から考えていくことで，少しずつよくなっていきます．今日から，いっしょにやっていきましょう．痛みの状況はそのときによって変わるので，以前に効果がなかった薬も，使ってみると効くこともあります．また，いわゆる"気のせい"，つまり本当は痛くないんだろうという意味ではなく，痛みは気持ちや心の影響を大きく受けるものでもあります．今のところ，どういう影響を及ぼしているかはわからないのですが，気持ちや心の影響についても，今後考えていければいいと思います．」

○これまで，痛みの原因として，唯一の身体的原因を探し求めてきていた人であり，心や気持ちの影響ということは，簡単には受け入れられないような様子であった．向精神薬などを提案する際には，留意が必要である
○痛みに集中することを避けるため，ノートに痛みを記載することはやめるように指導する
○薬物療法としては，本日は変更せず，これまで飲んでいたリリカ®150 mg/日を継続する
○これまで調べられていない甲状腺ホルモン，血清鉄（☞用語解説参照），フェリチン，および一般採血をして本日は終了，次回3週間後とする

> ### 用語解説
>
> **【疎通性】**
> 　対人関係における特に情動的な交流ができていることを指す．疎通性が障害された人と話すと，話が通じない，質問に対して満足いく答えが返ってこない，感情面のやりとりが難しいという感覚になる．統合失調症など精神病質の人には，初見で疎通性が障害されている印象を持つ．つまり，「田中和子さん」には，そうした精神病質の印象を持たなかったということ．
>
> **【血清鉄を調べる理由】**
> 　主として下肢に痛みなどの症状があるときに，レストレスレッグス症候群（RLS）を疑って調べることが多い．RLSはむずむず脚症候群とも呼ばれ，典型的には夕方から夜に脚がむずむずするような異常感覚で眠れないという症状を呈する症候群であるが，多くのRLS患者がその異常感覚を痛みと表現することがわかっており，臨床で下肢痛を訴える患者の痛みの原因のひとつとして，鉄欠乏が指摘されている．その場合，鉄の補充のみで症状は改善する．
>
> 　（参考：井上雄一，内村直尚，平田幸一：レストレスレッグス症候群（RLS）だからどうしても脚を動かしたい，アルタ出版，2008）

1月12日
○娘さんが同伴している
○採血検査：甲状腺ホルモン，血清鉄，フェリチン，腎機能その他に問題なし

田中さん「その後も，ぜんぜん痛みは変わらないです．やっぱり，どこか悪いところがあるんじゃないかなって．夜中の1時，2時まで痛くて眠れないこともあるんです．」

○不安気な表情．しゃべり方からは焦燥も感じ取られる

娘さん「お母さん，ぜんぶ言ったほうがいいのよ．遠慮しても仕方ないんだから．ちゃんと言って，ぜんぶ調べてもらったほうがいいんだって．ここまで来たら，薬だってなんでも使ってもらったらいいじゃない．」
「お医者さんに遠慮して，半分も言えてないと思うんですよ．とにか

7. 原理を実践に活かす―構造構成的慢性痛症治療

く痛みさえよくしてもらえれば，なんでもしてもらっていいと家族は思ってます．ずっと痛い痛い言ってるのを見ているのは，こっちもしんどいので．」

○田中さん本人の言葉は少ない．かわりに娘さんが代弁するかのように話す
○田中さん本人もそうであるが，娘さんからも実在論的に痛みを理解していることが感じ取られる
○娘さんは，「まな板の上の鯉」スタイルの治療構造をイメージしており，是正が必要かもしれない
○娘さんは薬物療法やその他の治療介入に対してのバリアは低いようである
○不安・焦燥が持続しており，薬物療法（抗うつ薬）を取り入れる．気持ち，心への作用よりも，下行性疼痛抑制系（☞用語解説参照）への作用を主体として説明する
○睡眠への好影響も期待して，リフレックス®を半錠/日から開始とする
○次回2週間後とする

用語解説

【下行性疼痛抑制系】

単に下行性抑制系ともいう．脳から脊髄へ下行性に疼痛を抑制する神経系があることがわかってきた．2つの主要な経路が判明している．ひとつは延髄大縫線核を介したセロトニン系の抑制系，もうひとつは橋青斑核を介したノルアドレナリン系の抑制系である．慢性的な痛みに，下行性疼痛抑制系の不調がかかわっているという仮説があり，その場合，SSRI（選択的セロトニン再取り込み阻害薬）やSNRI（セロトニン・ノルアドレナリン再取り込み阻害薬）などの抗うつ薬（モノアミン仮説についてはp63参照）を使用し，セロトニンやノルアドレナリン神経系を賦活することによって，間接的な鎮痛作用を期待する治療法が実践されるようになった．

（参照：小山なつ著：痛みと鎮痛の基礎知識（上）基礎編，技術評論社，2010）

1月26日
○本人のみの受診

田中さん：「先生，痛くなくなったんです．昨日はちょっと痛かったけど，お風呂に入ったら15分くらいでよくなりました．夜もよく眠れます．新しい薬が効いたんですね．結局原因はなんだったんでしょう．」

○翌日から痛みがなくなったという．眠れているのは，リフレックス®の副作用によるものかもしれない．痛みについては，効果発現が早すぎるため，プラセボ効果である可能性も含んでおく．また，「まな板の上の鯉」スタイルにならず，痛みに対して自発的な取り組みになるように留意していく．

治療者「よかったですねえ．お顔色もいいですもんね．このまま痛みがなくなってしまえば一番いいですが，あれだけ長く続いた複雑な痛みですから，また痛みが出てくる時期も来るかもしれません．ただ，こうして痛みが取れた経験はとても大切なので，よく覚えておいてください．痛みが楽になったのは，薬の効果もあると思いますが，田中さんが自分の痛みをうまくコントロールできるようになったからだと思いますよ．いずれにしても，確実に前に進んでいます．治療を続けましょう．」

○処方の変更なし，次回2週間後とする

2月9日
○娘さん同伴

娘さん「なんだか痛みがまた強くなったみたいで．ちょっと前は多少はよかったようには思いますが．全体的にはあまり変わっていないですね．私もいつもついてくるわけにいかないので．先生の前でちゃんと言えていないんじゃないかって思うんですよ．ちゃんと調べてもらいなさいって言ってるんですけどね．」

田中さん「今日来るときにすごく痛くなって．今週は痛みが強かったです．」

7. 原理を実践に活かす―構造構成的慢性痛症治療

○痛みが再燃したという．娘さんは全体的にあまり変わっていないという見解である
○娘さんと来るときには，本人が話しづらそうにしている印象がある
○"心に働く薬"に対しての抵抗はない．リフレックス®を増量，香蘇散®を追加してみる
○次回2週間後

2月23日
○本人のみの受診

田中さん「さっきも少し痛くなったんですけど，5分も立たずに，すーっと治まるような感じです．でも，夜は2時ごろに痛くなって，それから眠れないことが多いです．昼間は少し眠たいです．そう言われれば，痛みが出てもあまり強くならずに治まることが増えましたかね．でも，この痛みはもうずっと治らないのかもって思います．何が原因なのか．先生がいつも言っている心に何か引っかかっているものがあったりするんでしょうか．特別思い当ることはないですけどね．
　あ，こういうのはあまり関係ないかもしれませんが，娘ももう40にもなりますので，ひな人形をずっと出していなくって．呪いとかそういうのとも違うと思うんですが，なんだか気になってまして．そんなのは痛みと関係ないですよね．」

治療者「とてもいいですね．いえ，何がいいと思っているかというと，前回すごく痛みがよくなったときは，正直，あまりその状態は長く続かないだろうと思っていたんです．変な言い方ですが，急によくなり過ぎたので．でも，今回は，安定してよくなっている感じがありますね．こうやって一進一退ありながらも，少しずつよくなっていくといいですね．
　ひな人形の話はとても興味深いです．無関係ではないと思いますよ．ええ，もちろん私も，呪いとかそういうのを信じているわけではありません．ただ，田中さんのなかで引っかかっていることに間違いはなさそうです．痛みのすべてではないでしょうが，関係していてもおかしくありません．男雛，女雛だけでも出してみてはいかがでしょう．」

- 痛みの原因を探し求める姿勢はなくなってきた．痛みを自分のものとして受け止めつつある．ひな人形のエピソード，痛みの意味，ナラティブが引き出された．よくも悪くも娘さんとの関係がキーのようだ．娘さんのかかわりが心気（☞用語解説参照）を補強してしまっている可能性がある
- 睡眠覚醒リズム是正のため，ロゼレム®を追加する
- 次回，患者さんの希望もあり4週間後

> ### 用語解説
>
> **【心気】**
>   hypochondrium（心気）とは，古くは胸郭，のちに腹部などの身体の部位を表わす言葉であったが，現在では身体のどの部位に対してであれ，身体症状に過度にとらわれる異常な心理現象のことをいう．患者はある身体の症状にとらわれて，その身体医学的な意味とは不釣り合いなほどの恐怖を示し，多くは自分は大変な病気であると確信して医療を求める．たとえば，風邪に伴う咳であるのに，自分は肺がんに違いないと思いこむなど．
>   （参考：加藤敏，神庭重信，中谷陽二ほか編：現代精神医学事典，弘文堂，2011）

3月22日
- 娘さん同伴

娘さん「最近，痛がっていることが減った気がします．この痛みが出てから，1人で外出することがなくなっていたのですが，最近はバスで出かけたりもしているようで．急にひな人形を出してきて，びっくりしましたが，先生からも勧められたって聞きました．それから，痛みはいいみたいですね．」

田中さん「家にいても，痛みを気にしているだけになってしまいますから．気分転換にと思って，街にでかけて，主にウインドウショッピングですけど．ただ，乗り物に乗っていると決まって痛くなります．今日も車に乗ってきたからさっきまで痛くって．
  ひな人形は出してみたんですよ．久しぶりに出してあげたから，お雛様も喜んでいたんじゃないかな．」

7. 原理を実践に活かす—構造構成的慢性痛症治療

治療者「（娘さんに向かって）慢性化した痛みは，いろいろな原因が複雑に絡み合って起こっているものですので，ちょっとでも影響していそうなことがあれば，やってみるように勧めているんです．これまで，精密に検査をしてきていますので，背骨に何かがあるから痛いというような一個の原因で起こっているものでないことははっきりしています．原因探しに躍起になることは，痛みをよくするどころか，悪影響になることも多いです．お母さんは，痛みとの付き合い方がだいぶ上手になってきています．薬も使っていますが，付き合い方を覚えたことが，痛みが軽くなってきた大きな要因だと思います．ご家族の方も，そういう痛みなんだということをご理解いただいて，見守っていてもらえるといいですね．」

娘さん「あー，おっしゃっていることがわかった気がします．私たちは見守ってあげたらいいんですね．お母さん，もうあれこれ言わないようにするから．自分でうまく痛みと付き合ってね．」

○ひな人形の件で，娘さんも慢性痛症を理解しやすくなっていると判断し，説明を加えた．今度は，乗り物に乗るという条件付けによる痛みが起こるようになっている．いずれにしても，被暗示性（☞用語解説参照）は強い人であるようだ
○副作用はないが，効果は限定的であると判断し，リリカ®を減量する
○次回4週間後

用語解説

【被暗示性】

暗示とは，対人的なコミュニケーションの一形態であり，認知面，感情面，行動面での変化を無批判に受け入れること．被暗示性とは，この暗示に反応する傾向，暗示へのかかりやすさのことであり，個人差がある．一個人のなかでも疲労，アルコールや薬物の影響，眠気などによって被暗示性が高くなる．また，社会的パニック状態，宗教儀礼，流行などの状況においては集団的に被暗示性が高まる．

（参考：加藤敏，神庭重信，中谷陽二ほか編：現代精神医学事典，弘文堂，2011）

4月5日
○予定よりも2週間早く受診．娘さん同伴

娘さん「気にし過ぎなんじゃないかなって思うんですよ．この間薬が減った
　　　　じゃないですか．もう次の日から痛がって．暗示みたいなものだっ
　　　　て説明したんですけどね．何回言ってもきかないので，実は近くの
　　　　整形外科のクリニックに連れて行ったんです．精密検査をしたほう
　　　　がいいって言われて，また本人はその気になってしまって．私は先
　　　　生に聞いてからのほうがいいんじゃないかって言ったんですけどね．」
田中さん「癌が隠れていることもあるよって，先生が言ってくれたんですよ．
　　　　やっぱりもう一回検査をしたほうがいいのかなって．先生，しても
　　　　らえませんか？痛みは記録しておいたほうがいいって．最近さぼって
　　　　たんですけど，ほら，きちんと書くようにしています．」

○他医にかかったことが，負の契機となり，心気が再燃，痛みの捉え方も実在論的なものに戻ってしまっている．ノートへの痛みの記載も再開している．
　一方で娘さんの理解は進んでおり，今後もよい影響を与えてくれそう
○田中さん本人に，慢性痛症について，治療の方向性などをもう一度説明した．
　もう一度，治療の構造化からやりなおす．
○リリカ®は元の量に戻す．香蘇散®を抑肝散®に変更する
○次回2週間後

その後，2週間ごとに通院．一進一退ではあったが，心気的な訴えはなくなり，徐々に痛みは軽減しているようであった．受診間隔も2週間から4週間ごとを希望するようになり，1人で受診することが増えた

9月13日
○久しぶりに娘さん同伴

田中さん「大きくは変わらないですね．一日2〜3回は痛くなります．でも，
　　　　すぐに痛みはひきますから．乗り物に乗ってもやっぱり痛くなりま
　　　　すけど，背中をシートに押し付けると痛みがひくのがわかったんで

7. 原理を実践に活かす—構造構成的慢性痛症治療

　　　　　す．だから大丈夫なんです．
　　　　　あの，実は薬が結構余ってます．飲むの忘れてしまうことがあって．
　　　　　今度はちゃんと飲みますので．」
娘さん　「家族もあまり痛みのことに触れないようになりましたね．自然と．よ
　　　　　く考えてみたら，痛くなり出したのって，私たちと同居し出してか
　　　　　らなんですよ．私と生活する時間が長くなってからなんです．こち
　　　　　らが変に心配し過ぎていたのがいけなかったんでしょうかね．」
治療者　「とてもいい形でよくなっていますね．うまく痛みと付き合って，痛
　　　　　みから離れられているように思います．もともと薬は治療のメインで
　　　　　はなくて，補助的なものと考えていますので，飲み忘れるくらいになっ
　　　　　たら，止めどきだと思います．比較的きちんと飲んでいるリリカ®だ
　　　　　け続けて，他は止めましょう．きっと大きく変わることはないと思
　　　　　います．ご自身でもそう思いませんか？（田中さんうなづく）娘さん
　　　　　の協力も大きかったですね．お母さんのことを気にされることは，
　　　　　もちろん素晴らしいことですが，今回の痛みに限っては，その気遣
　　　　　いが仇になったことはあると思います．ご本人もかなり心配性の方
　　　　　ですから余計に．でも，今回，そうしたことをきちんと理解してく
　　　　　ださって，よい形で見守って下さった．ここまで痛みがよくなった
　　　　　のは，娘さんのおかげだと思いますよ．この先も痛みとうまく付き
　　　　　合っていくために，こうしたご自身の性格や傾向を知っておくのはと
　　　　　ても大切なことだと思います．大丈夫そうであれば，次からは2ヵ
　　　　　月ごとに致しましょう．」

　　○リフレックス®，抑肝散®は中止．リリカ®のみとする
　　○次回2ヵ月後

　その後，痛みは一日1〜2回生じるが，拳で押さえて治めることもできるように
なり，日常生活への影響は最小限となった．リリカ®のみ継続してもらうことにし
て，整形外科でのフォローをお願いし，終診となった．

▶ nihilistic pain の解明～これからの展望として

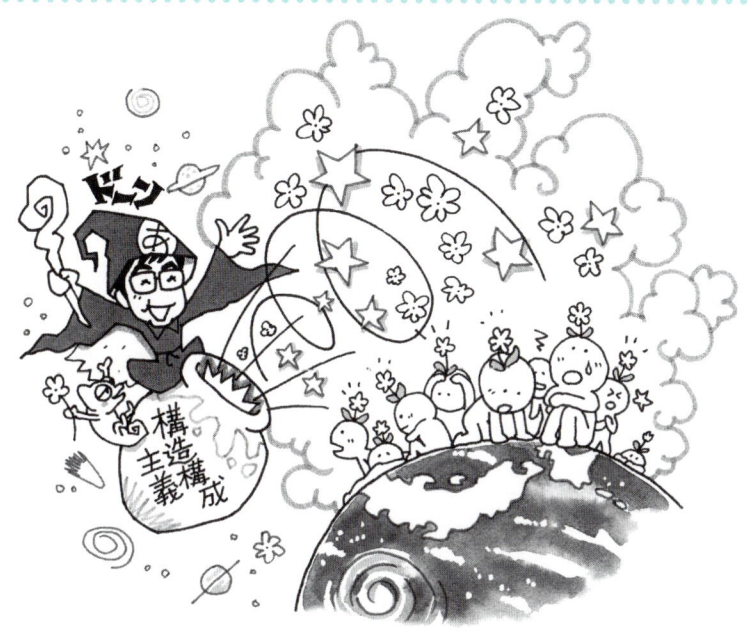

すべての人のニヒルさを緩和していく

現代人のニヒリズム・・・

　慢性痛症の治療について，様々な観点からいくつかの方策を書いてきました．過去の私の診療と比較すれば，この構造構成的慢性痛症治療を行うようになってから，よくしてあげられる患者さんは増えていると思います．しかし，これだけ複雑な痛みです．思うようにならない痛みもまだたくさんあります．解決すべき課題はたくさんありますが，そのなかでも最も根源的であり重要であると思っているのが，現代人のニヒリズム（☞p48参照）です．痛みに新たな名づけをするのは好ましいことではない，と自分で書きましたが，ここは課題を明確にして広く共有していくために，あえてこれを「nihilistic pain」と呼ぶことにしたいと思います．

　「自分自身が完全な人間ではなくても，世界の仕組みや物事の成り立ちは，理路整然としており，それを目に見えるようにしていくのが科学である」現代人の多くが，このように心のどこかで世界の完全性を信じている，もしくは信じたいと思っています．しかし，自分が信じているその完全性が幻だとわかったとき，人は寄る辺のなさを感じ，何をしても無駄だとニヒルに陥ります．

7. 原理を実践に活かす—構造構成的慢性痛症治療

痛みの臨床で見られるニヒルさ〜nihilistic pain

　同じことは痛みの臨床でも起きています．科学が発達した時代なのだから，痛みは科学の力でなくしてもらえるはず．患者さんはそう思っています．しかし，そうならないことは本書が繰り返し述べてきたことです．慢性痛症の患者さんに対していろいろなことを試みますが，どうにもよくならない人に共通しているのは，この根本のニヒルさであることがわかってきました．これが nihilistic pain です．nihilistic pain を持つ人は，周囲からみて明らかに痛み，もしくは痛みに伴う行動が改善していても，よくなってきたとは言いません．完全によくならないなら無駄だと思っているからです．途中経過というものを信じないので，治療が困難になるのは目に見えています．だから，このニヒルな面を変えることができないかとアプローチするのですが，こうした世界観そのものを医療現場のやりとりで変えるのは，やはりとても難しいことです．

これからの展望〜ニヒルさの緩和の効能は医療に限らない

　ニヒルな人が現代に増えていることが問題なのであれば，すでに慢性痛症となっている人ではなくて，広く一般の人達のニヒルさを緩和していくことが，間接的に nihilistic pain を減らすことになるのだろうと思います．これは壮大なことですが，教育の中に戦略的ニヒリズムや構造構成主義，それに限らず「哲学」を組み込んでいくことが必要なのかもしれません．子どものうちから痛みについて考えてもらいたくて，本書に先んじて，痛みをテーマにした絵本を出版しています．その絵本の一節を引用します．

> 「イタタタ　た」
> ころんでないてるこがいた
> ボクはいたいところをそっとなでてあげたんだ
> だって　イタイはいやだし　かなしいのもしってるから
>
> そしたら　そのこはなきやんで
> ありがとう　って
> （あべやすし，髙堰さやか：イタタタ　た，最新医学社，2015）

ニヒルさを減らすことは，慢性痛症に役立つだけではないでしょう．政治，経済，科学を含む文化的活動，すべてに通底して社会をよい方向に導く礎となるに違いありません．社会生活を行っていけば，自分の痛みや他人の痛みと向き合わざるを得ない場面に何回もぶつかります．未来の大人たちが，そういう場面に差し掛かったとき，ニヒルに腐ってしまうのではなく，希望を見据えて自分や他人の痛みをケアすることができる，そんな社会にしていきたい，痛みの臨床にいる私はそう思うのです．

あとがき

　痛みというテーマは，気がつけば医師になってずっと付き合ってきたものでした．しかし，身近にあり過ぎたせいか，長く携わってきた割には，よく考えていないものでもありました．しかし，私がきちんと考えていない間も，痛みで困っている患者さんはいて，治療を求めてやってくるわけです．最初はそういう自分の気持ちすら気づいていませんでしたが，徐々に，よくわかっていないもの，きちんと考えていないものを，ごまかして，上辺だけで対応しているような，そんな申し訳ない気持ちになっていきました．その気持ちを晴らそうといろいろ勉強はしてみました．ただ，痛みにかかわる最新の神経機構を学んでも，痛みに関する社会学やナラティブアプローチの記述を読んでみても，その気持ちが晴れることはありませんでした．

　本文にも書きましたが，そんなときに出会ったのが（出会い直したのが）構造構成主義でした．このメタ理論を使えるようになるまでにはだいぶ時間を要しました（『構造構成主義とは何』は3回読んで，やっと書いてあることがわかるようになりました）．しかし，いったんこの視点を手に入れてからは，方向性で悩むことは少なく，この本の構想をしていた2年間，その後，実際に執筆にかかった2年間は，痛み×構造構成主義をわかりやすくするために，使えるものはないか探している時間でした．

　よいと思われるものは積極的に取り入れるようにしました．本当に多くのものから考えるきっかけやヒントを得ました．読んでくださっておわかりの通り，医学，心理学などのいわゆる人間科学に限らず，文学，映画，漫画，ポピュラーミュージック，絵本まで，有用と思ったものは何でも使ってみました．よく言えば広範な知見を利用したということになるでしょうし，悪く言えば節操がないということになるでしょう．しかし，とある信念（価値観）にとらわれず，様々な考えを志向相関的に使っていくという構造構成主義からすれば，私がとった方法は自然なことであり，妥当なことであるといえます．

　このあとがきを書いている小さな書斎から，庭の芝生が見えます．山と積まれた土を手作業で均すところから始めた庭なので，それなりの愛着があります．通常は芝生のシートを買ってきて敷き詰めるのでしょうが，そこそこ広い土地であったので，無謀にも種まきから始めた芝生です．私がやっている芝生の育て方ですが，自分で「構造構成的芝生養生法」と名づけています．

あとがき

　青々とした芝生のある庭，憧れですよね．ただこれがなかなか大変な作業なんです．基本的に雑草との戦いの日々です．よく考えてみると，我々の関心が向いている「芝生」という植物だけを人為的に生やそうというのですから，生物多様性が謳われる今，なんとも不自然な行為です．自然に任せていれば，多様な植物が共存する場所になるのは当たり前です．ですから，少しでも雑草抜きや，芝刈りをさぼると，すぐに雑草が増えてきます．時間をつくって一所懸命雑草抜きをしますが，それで安心していると，またすぐに雑草が優勢になってきます．そんなことを繰り返しているうちに，雑草を抜きながらいろいろ考えるようになりました．

　まず，この徒労感はニヒリズムと同型です．抜いても抜いても生えてくる雑草，もうやめようと何度思ったかしれません．ただ，その度に私は，戦略的ニヒリズムの立場をとっていました．「最初はただの荒れ地だったじゃないか．少しずつでも芝生が増えているなら儲けものだ」そう思うようにしました．

　そのうち，雑草を抜く作業がだんだん嫌ではなくなってきました．雑草と言ってもいろいろで，季節によっても植生が変わりますし，その「抜き方」も様々です．タンポポのように，根が深く，少しでも残すとまた同じところから生えてくるもの，クローバーのように，オリジナルの根っこを同定して抜かなければいけないもの，また，群生して生えてくるけれども，少し待って自然選択で大きくなったものだけ抜けばいいようなものなど．そんなそれぞれの雑草の"志向"を考えるのがいつしか楽しくなってきました．雑草自体や雑草を抜くという作業に別の意味づけをし出したということになりますね．そう，物事への向き合い方によって世界は変わって見えるんです！

　そして，地道にやっていると，芝生＞雑草になる臨界点があることもわかってきました．この臨界点を超えると，雑草が生えづらくなるので，とても管理がしやすくなります．

　このように，芝生の養生法を書いたのは，次はガーデニングの本を書こうと思っているからではありません．芝生の養生をしながら，私は患者さんの痛みのことを考えていました．何をやってもよくならない痛み，ニヒルに陥るのも無理はありません．そのニヒルさが戦略的なものになれば，未来が開けると思います．痛みにかかわる様々な志向に働きかける作業は，まるで雑草を抜く作業のように根気のいるものです．しかし，地道にやっていくうちに，どこかで臨界点がやってきて，痛みの構造がよい方向に動き出すはずです．

このように芝生の養生と痛みの治療はまったく同型です．芝生の作業を本格的にやり出したのがちょうど4年前ですから，ひょっとすると，私は構造構成的な芝生の養生を通して，構造構成的痛み論を体感し，整理して，自らの腑に落としてきたのかもしれません．
　さて，私は芝生の養生を通して自らの構想構成的痛み論を身につけたわけですが，だからといって，すべての読者が芝生を育ててみるわけにはいかないでしょう．様々な分野にまたがった記述をしたのは，それらのどこかで，皆さんの腑に落ちる部分があればいいと考えたからです．どんな理論もできた以上は，社会に何かしらの恩恵を与えてほしいと思うのが著者の願いです．そのためには，多くの人に理解してもらわないといけません．特に今回のように，実践に直結する理論は，実践者の"腑に落ちる"ことがないと効力を発揮できません．願わくは，この本が多くの人が納得できるものになっていてほしい，そして本を読んだ皆さんのかかわりが，患者さんの痛みの構造を少しでもよい方向に動かすことになったのであれば，著者としてこれ以上の喜びはありません．
　最後になりましたが，この度は拙著を読んでいただいて本当にありがとうございました！

謝　辞

　人間としても医師としてもまだまだ未熟で，哲学に関してはほぼ素人である私が，このような本を出すことができたのは，様々な人たちのサポートがあったからです．この場を借りて謝意を表したいと思います．
　この理論の発想は，岡本拓也さん，京極真さんと始めた「構造構成医療研究会」の活動から生まれたものです．お二人は既に単著を複数出しており，それらの本から，また交流をする中で，多くの刺激をもらいました．今後ともよろしくお願いいたします．
　桐田敬介さんには，哲学，思想部分に関して，私が解釈の間違いを犯していないか，見てもらいました．博学である彼から，多くのことを学びました．心より感謝いたします．
　松岡弘道さんには，心身医学の立場から意見をいただきました．いくつか重要な指摘がありました．また，この本ができあがったおりには，慢性疼痛の教科書としてぜひ利用したいと言ってくれたこと，とてもうれしかったです．ご協力に感謝いたします．
　堀籠淳之さん，堀籠大之さんには，一般医療者の立場，また友人という立場から，たくさんの示唆をいただきました．御礼申し上げます．これからも仲よくしてやってください．
　構造構成医療研究会のセッションを聞き，本にまとめる提案をしてくださったのは，南江堂の堀内桂さんです．この本より一足早くお子さんをご出産されました．本のほうも無事生まれました．ありがとうございました．高橋有紀さん，一條尚人さんには，その後の加筆，編集，デザイン，出版までを粘り強くサポートしていただきました．心より感謝いたします．
　髙野美奈さんには，たくさんのイラストを描いていただきました．著者の細かい要求によく応えてくださいました．難しい内容をここまでわかりやすくできたのは，髙野さんのイラストのおかげです．ありがとうございました．
　最後に心身ともに執筆活動を支えてくれた家族に感謝したいと思います．子供たちからは，時には発想を，また時には書き続ける勇気をもらいました．そして，妻は，まだまだ大変な時期に子育てを一手に引き受け，私がひとり思索にふける時間を作ってくれました．その時間がなければ，この本は存在しなかったでしょう．妻へ最大級の感謝を贈りたいと思います．

2016 年 5 月

阿部泰之

著者紹介

阿部　泰之 （あべ　やすし）

【現　職】
　旭川医科大学病院緩和ケア診療部　副部長/講師
　日本緩和医療学会　緩和医療専門医
　博士（医学）

【経　歴】
　1972年長野県生まれ．1999年旭川医科大学卒業後，整形外科医として主に骨肉腫など骨軟部腫瘍の診断・治療に従事．2006年旭川医科大学病院緩和ケアチームの立ち上げに尽力．2007〜2010年には同大学精神科医師を兼任．2010年10月から現職．医療系の各種学会・研究会活動のほかに，構造構成医療研究会代表，医療者・介護者・福祉者のための「ケア・カフェ®」発案者・代表などを兼務する．絵本作家でもある．https://www.facebook.com/ehon.abeyasushi

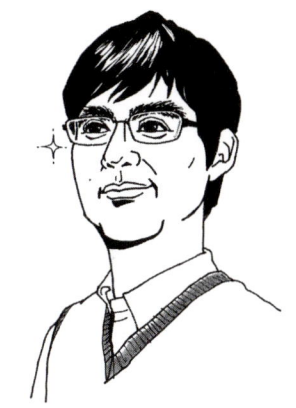

【ケア・カフェ®について】
　ケア・カフェ®は，地域における医療・介護・福祉間の現場においてのバリアをなくし，顔の見える関係を創出するための方法論であり，構造構成主義を基盤としながら，社会学や教育学の理論を背景にもち，方法としてワールド・カフェを継承して行われる取り組み．北海道旭川で開発され，その後全国に広がり，現在36都道府県，130以上の地域で開催されている
　http://www.carecafe-japan.com/
　https://www.facebook.com/carecafe.japan

【著　書】
　じぶんできめるって？（絵本），文芸社，2013
　万華鏡とサクラ（絵本），最新医学社，2014
　イタタタ　た（絵本），最新医学社，2015
　緩和医療薬学（分担執筆），南江堂，2013
　専門家をめざす人のための緩和医療学（分担執筆），南江堂，2014
　看護実践にいかすエンド・オブ・ライフケア（分担執筆），日本看護協会出版会，2014
　症例で身につくがん疼痛治療薬（分担執筆），羊土社，2014
　がん患者の精神症状はこう診る　向精神薬はこう使う（分担執筆），じほう，2015
　緩和ケアの基本66とアドバンス44（分担執筆），南江堂，2015

ナニコレ？痛み×構造構成主義 ── 痛みの原理と治療を哲学の力で解き明かす

2016年6月15日　発行

著　者　阿部泰之
発行者　小立鉦彦
発行所　株式会社　南　江　堂
〒113-8410　東京都文京区本郷三丁目42番6号
☎（出版）03-3811-7236　（営業）03-3811-7239
ホームページ　http://www.nankodo.co.jp/
印刷・製本　日経印刷
装丁　渡邊真介／イラスト　髙野美奈

Pain × Structural Constructivism
© Nankodo Co., Ltd., 2016

定価はカバーに表示してあります．
落丁・乱丁の場合はお取り替えいたします．

Printed and Bound in Japan
ISBN978-4-524-26587-9

本書の無断複写を禁じます．

JCOPY 〈(社)出版者著作権管理機構　委託出版物〉

本書の無断複写は，著作権法上での例外を除き禁じられています．複写される場合は，そのつど事前に，(社)出版者著作権管理機構（電話 03-3513-6969，FAX 03-3513-6979，e-mail: info@jcopy.or.jp）の許諾を得てください．

本書をスキャン，デジタルデータ化するなどの複製を無許諾で行う行為は，著作権法上での限られた例外（「私的使用のための複製」など）を除き禁じられています．大学，病院，企業などにおいて，内部的に業務上使用する目的で上記の行為を行うことは私的使用には該当せず違法です．また私的使用のためであっても，代行業者等の第三者に依頼して上記の行為を行うことは違法です．